Anaesthesiology and Resuscitation
Anaesthesiologie und Wiederbelebung
Anesthésiologie et Réanimation

68

Anaesthesie mit Gamma-Hydroxibuttersäure

Experimentelle und klinische Erfahrungen

Colloquium über experimentelle und klinische Erfahrungen mit Gamma-Hydroxibuttersäure am 24. Oktober 1970 in Hamburg-Eppendorf

Herausgegeben von

W. Bushart und P. Rittmeyer

Mit 21 Abbildungen

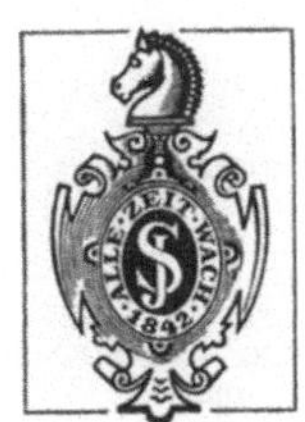

Springer-Verlag Berlin Heidelberg New York 1973

ISBN-13: 978-3-540-05998-1 e-ISBN-13: 978-3-642-65464-0
DOI: 10.1007/978-3-642-65464-0

Satz, Druck und Bindearbeiten: Universitätsdruckerei Mainz GmbH

Vorwort

Das hier vorgelegte Buch soll eine weitere Anleitung dafür sein, wie wir bei der Neueinführung eines Medikamentes heutzutage vorzugehen haben. Nur die klare Aussprache in einem Symposion zwischen Hersteller, Pharmakologen und Kliniker verschafft uns Gewißheit darüber, wie es um Vor- und Nachteile des neuen Stoffes bestellt ist.

Ich beglückwünsche Herrn BUSHART und Herrn RITTMEYER, daß sie sich die Mühe gemacht haben, vor allem die Diskussion in ihrer Lebendigkeit ungekürzt zu bringen. Herrn KÖHLER sei für die Unterstützung bei der Drucklegung gedankt.

Im Januar 1973 K. HORATZ

Inhaltsverzeichnis

Einführung (K. Horatz) 1

Eröffnung (P. Rittmeyer) 3

Pharmakologische Untersuchungen über Gamma-Hydroxibuttersäure-Derivate (M. Frahm) 5

Elektrophysiologische und klinisch-neurologische Befunde bei Narkosen mit Gamma-Hydroxibuttersäure (W. Bushart) 9

Diskussion 28

Klinische Erfahrungen mit dem Äthylester der Gamma-Hydroxibuttersäure (I. Bessert) 32

Monoanaesthesie und Kombinationsanaesthesie mit dem Äthylester der Gamma-Hydroxibuttersäure – Filmdemonstration (I. Bessert) . . 36

Diskussion 38

Klinische Erfahrungen mit Gamma-Hydroxibuttersäure bei Sectio caesarea (P. Janecek) 49

Erfahrungen mit Gamma-Hydroxibuttersäure bei Operationen zur Gewinnung von Material für die histologische Schnellschnittuntersuchung bei 230 Patienten (I. Wilske) 54

Praktische Erfahrungen mit Gamma-Hydroxibuttersäre in Kombination mit Ketamine in der Unfallchirurgie – 205 Fälle (Th. Gürtner) 59

Diskussionsbeitrag (J. Hassenstein) 63

Diskussionsbeitrag (H. Schuster) 66

Diskussionsbeitrag (D. Klaucke) 69

Diskussion 71

Schlußwort (P. Rittmeyer) 87

Summary 88

Literatur 91

Verzeichnis der Referenten

Bessert, I., Dr., Anaesthesieabteilung des Universitäts-Krankenhauses Hamburg-Eppendorf

Bushart, W., Dr., Neurologische Universitätsklinik und Poliklinik des Universitäts-Krankenhauses Hamburg-Eppendorf

Frahm, M., Dr., Pharmakologisches Institut der Universität Hamburg

Gürtner, Th, Priv.-Doz. Dr., Anaesthesieabteilung des Berufsgenossenschaftlichen Unfallkrankenhauses Frankfurt (Main)

Hassenstein, J., Dr., Anästhesieabt. des Städt. Krankenhauses Salzgitter-Lebenstadt

Horatz, K., Prof. Dr., Direktor der Anaesthesieabteilung des Universitäts-Krankenhauses Hamburg-Eppendorf

Janecek, P., Dr., Anaesthesieabteilung und interdisziplinäre Intensivpflegeeinheit des Stadtkrankenhauses Wolfsburg

Klaucke, D., Dr., Anaesthesieabteilung am Bundeswehrlazarett Hamburg

Rittmeyer, P., Prof. Dr., Anaesthesieabteilung des Universitäts-Krankenhauses Hamburg-Eppendorf

Schuster, H., Dr., Krankenhaus Holdheim, Bremen-Oberneuland

Wilske, I., Dr., Anästhesieabt. des Krankenhauses München-Pasing

Einführung

Von **K. Horatz**

Wenn man zurückblickt, und zwar vor allen Dingen als jemand, der die Entwicklung schon lange kennt, so muß man sagen, daß das Jahr 1960 in der Geschichte der Anaesthesie besonders erwähnt werden müßte. Zu dieser Zeit waren nämlich ungefähr fünf verschiedene Narkosearten in Erprobung. Ich erinnere hier nur an die Steroidnarkose, an das Eugenol, den Vorgänger vom Estil und später Epontol, an die ersten Neuroleptanalgesien und an den Cocktail lytique und ähnliches mehr. Gerade um diese Zeit, als sich die meisten noch mit dem sog. Laboritschen Cocktail lytique beschäftigten, wurden wir von demselben Autor zusammen mit HUGUENARD überrascht durch die Einführung der Gamma-Hydroxibuttersäure-Derivate. Von ihm und Herrn LASSNER nahm ich Anfang 1960 die ersten Präparate mit nach Hamburg, wir haben sie ausproprobiert, aber im Zuge unserer damaligen Hauptbeschäftigung mit der Steroidnarkose gingen die seinerzeit gesammelten klinischen Erfahrungen etwas unter. Wenn man die Literatur der nächsten 5 Jahre betrachtet, so taucht überall, vor allen Dingen in der französischen, die Bezeichnung Gamma-OH auf. Übrigens ist es interessant, daß man auf der Suche nach Gamma-OH unter drei verschiedenen chemischen Sammelbegriffen nachschauen muß. Es wäre vielleicht sinnvoll, wenn wir uns heute in irgendeiner Form auf einen einheitlichen Namen, den man dann überall in der Literatur findet, einigen könnten. Ich würde vorschlagen: Gamma-OH. In den nächsten 5 Jahren sieht man im Zuge des damals Modernen in der Anaesthesie eigentlich nur Arbeiten über EEG-Untersuchungen. Ich darf hier an Herrn BARK erinnern, der nahezu alle neuen Narkosemittel im Spiegel des EEG betrachtete. Gamma-OH erscheint immer wieder sporadisch in der französischen Literatur, besonders Arbeiten aus der Gynäkologie, aber an großangelegte Untersuchungen – mit Ausnahme der Studie aus der Freyschen Klinik – kann ich mich nicht entsinnen. Wir sollten uns aber nun, nachdem der Stoff seit so langer Zeit bekannt ist, endlich über die strenge Indikation für dieses Anaestheticum klar werden. Ob es eins ist, werden wir nachher noch von den Pharmakologen und den Neurologen hören. Als Mitglied der Arzneimittelkommission der Bundesärztekammer bin ich besonders an Nebenwirkungen interessiert, zumal es sich hier um ein eingeführtes Präparat handelt, und ich danke daher Herrn RITTMEYER, daß er sich der Mühe unterzogen hat, hier in einer harten Diskussion Indikation, Brauchbarkeit, Fehler und Gefahren bei der Anwendung herauszustellen, und ich darf diesem Symposium einen guten Verlauf wünschen.

Eröffnung

Von **P. Rittmeyer**

Im Jahre 1950 wurde von ROBERTS u. Mitarb. der Nachweis von Gamma-Aminobuttersäure im Säugetier-Hirn geführt. Zwei Jahre später, 1952, kamen FLOREY und andere zu der Feststellung, daß diese Substanz hemmend auf das Zentralnervensystem wirkt und evtl. in Zusammenhang mit dem physiologischen Schlaf steht. Gamma-Aminobuttersäure hat nur einen lokalen Effekt. Intravenös zugeführt, ist sie pharmakologisch unwirksam, sie reichert sich nicht im Gehirn an, da sie die Blut-Liquor-Schranke nicht überschreitet. LABORIT, BESSMANN, GERARD und andere suchten nun in der Folge nach Derivaten, die bei parenteraler Gabe ins Hirn gelangen und dabei einen gleichartigen Effekt wie Gamma-Aminobuttersäure hervorrufen sollten. 1958 wurde bereits von ALBERS und ROBERTS der Abbauweg der Gamma-Aminobuttersäure im Gehirn durch eine spezifische Transaminase in den Bernsteinsäure-Aldehyd und anschließend durch eine Dehydrogenase zu Gamma-Hyodroxibuttersäure mitgeteilt. 1960 konnten LABORIT u. Mitarb. über narkotische Eigenschaften von Gamma-Hydroxibuttersäure berichten. Weitere Grundlagenforschung wurde von BESSMANN und FISCHBEIN geleistet. Von den vielen möglichen Derivaten der Gamma-Hydroxibuttersäure sind vor allem das Natriumsalz, welches auch bereits als handelsübliches Präparat erhältlich ist, und neuerdings der Äthylester untersucht worden. Bei der letztgenannten Verbindung scheinen einige Nachteile des Natriumsalzes gemindert zu sein. Nachdem nun klinische und vor allem experimentelle Erfahrungen mit Gamma-Hydroxibuttersäure aus einem Zeitraum von mehr als einem Jahrzehnt vorliegen, halte ich es für erforderlich, jetzt ein Resümee zu ziehen und festzustellen, welchen Platz dieses Mittel in der heutigen Anaesthesiologie einnimmt.

Wenn man ein Medikament auf seine Brauchbarkeit im Rahmen der Narkose prüft, so muß man sich zunächst die Forderungen vergegenwärtigen, die von verschiedenen Seiten an diese gestellt werden. Es handelt sich im wesentlichen um *Hypnose*, um *Analgesie*, um *Muskelrelaxation* und schließlich um *vegetative Blockade*. Nach einem Monoanaestheticum zu suchen, das all diesen Postulaten nachkommt, hat sich als Utopie erwiesen. Der Grundlagenforschung, der die ersten beiden wissenschaftlichen Referate des heutigen Vormittags gewidmet sind, obliegt es, dem Kliniker zu sagen, ob das Präparat einem der angeführten Punkte entspricht. Weiter wäre dann zu prüfen, ob das Mittel ganz allgemein oder im besonderen Vorteile gegenüber bisher mit Erfolg verwendeten Drogen mit gleichartigem Effekt besitzt. In diesem Zusammenhang spielen die Fragen nach der An- und Abflutungszeit, also nach der Steuerbarkeit der Narkose, eine Rolle; darüber hinaus verdient besonderes Augenmerk die Beeinflussung von Atmung und Kreislauf. Vom zentralem Interesse ist aber auch die Beurteilung von unerwünschten Nebenwirkungen des Präparates. Die Aufzählung derartiger Gesichtspunkte ließe sich noch fortsetzen. Ich möchte mich aber zunächst auf die angeführten beschränken, weitere Punkte werden sicher noch im Laufe des Tages erwähnt werden.

Die Analyse, die uns der Experimentator vorlegt, wird immer neben augenfälligen Vorteilen auch eine Anzahl von schwerwiegenden Nachteilen der zu prüfenden Substanz ergeben. Ich möchte hier nur am Beispiel der Barbiturate als Vorteil das schnelle und angenehme Einschlafen, als Nachteil die myokardiale Depression erwähnen. Es ist jetzt weiter zu überlegen, ob Nachteile in Kauf genommen werden sollen, da die Vorteile erheblich sind, oder noch besser, ob die Nebenwirkungen gezielt unterdrückt werden können. Dies ist eine Entscheidung, die nur der Kliniker treffen kann, und hiermit ist dann auch das klinische Referat von Fräulein BESSERT befaßt, welches bereichert und ergänzt wird durch die Vortragenden und Gesprächsteilnehmer des Nachmittags, für deren Bereitschaft, auch von weither zu kommen und uns ihre Erfahrungen zur Verfügung zu stellen, ich an dieser Stelle noch einmal besonders danken möchte. Die Anforderungen, die im Operationssaal an eine im Rahmen einer Narkose verwandte Droge gestellt werden, sind bereits von operativem Fachgebiet zu operativem Fachgebiet recht unterschiedlich. Bei der Zusammenstellung des Programms zu diesem Colloquium fiel mir auf, daß besonders zahlreiche Mitteilungen von Geburtshelfern angemeldet wurden, die sich offensichtlich aus der Eigenart ihrer Disziplin heraus besonders mit der Droge auseinandergesetzt haben. Die rege Beteiligung der Gynäkologen freut uns um so mehr, als wir auf diesem Sektor bislang über keine eigenen Erfahrungen verfügen. Es könnte sich aber auch weiterhin herausstellen, daß Nachteile eines Narkoticums für den Operationsbetrieb sich als Vorteile auf anderen Gebieten erweisen. Ich denke hierbei besonders an die Möglichkeiten der Bewußtseinsausschaltung bei Dauerbeatmungspatienten, bei Psychosen und evtl. bei unheilbar Kranken.

Pharmakologische Untersuchungen über Gamma-Hydroxibuttersäure-Derivate

Von **M. Frahm**

Meine Ausführungen sollen sich mit tierexperimentellen Untersuchungen beschäftigen, bei denen die Wirkung von Gamma-Hydroxibuttersäure-(GHB-)Na und -Äthylester im Vergleich mit anderen zentral dämpfenden Pharmaka geprüft wurde.

Die *Toxizitätsbestimmung* 2 Std nach i.p. Injektion bei weißen Mäusen zeigte, daß GHB-Äthylester um das Doppelte toxischer ist als das Natriumsalz. Die LD_{50} für beide Substanzen liegt mehr als eine Größenordnung über der von Pentobarbital und von Chlorpromazin, die als Vergleichssubstanzen simultan untersucht wurden. Im Gegensatz zu GHB-Na zeigte sich bei GHB-Äthylester jedoch keine Spättoxicität, d. h., kein Tier, das 2 Std post injectionem überlebt hatte, kam in den folgenden 22 Std ad exitum (Tab. 1).

Tabelle 1. Toxicitätsbestimmung bei weißen Mäusen nach i.p. Injektion

	2^h-LD_{50}	24^h-LD_{50}
GHB-Na	4,2 g/kg (3,8–4,6)	3,55 g/kg (3,2–4,8)
GHB-Äthylester	1,52 g/kg (0,96–2,4)	—
Pentobarbital	0,125 g/kg (0,11–0,14)	—
Chlorpromazin	0,22 g/kg (0,21–0,25)	0,195 g/kg (0,15–0,26)

An Meerschweinchen wurde durch i.p. Verabreichung steigender Mengen und Bestimmung der Einschlafquote und der Schlafdauer die *hypnotisch wirksame Dosis* im Vergleich mit Pentobarbital ermittelt.

Eine sichere Schlafwirkung wurde bei allen Tieren bei Pentobarbital nach 0,02 g/kg beobachtet, bei GHB-Äthylester nach 0,5 g/kg und GHB-Na nach 1,5 g/kg. Bei diesen Mengen betrugen die Einschlafzeiten bei Pentobarbital 6–7 min, bei GHB-Äthylester 30–40 min, bei dem Natriumsalz ca. 60 min. Die Zeiten bis zum spontanen Erwachen der Tiere lagen für Pentobarbital bei 110–180, bei GHB-Äthylester bei 75–135, bei GHB-Na bei 155–235 min nach Einnahme der Seitenlage (= Ende der Einschlafzeit) (Tab. 2).

Tabelle 2. Einschlaf- und Schlafzeit von Meerschweinchen nach i. p. Injektion

Dosis in g/kg	GHB-Na ES in min	SZ	GHB-Äthylester ES in min	SZ	Dosis in mg/kg	Pentobarbital ES in min	SZ
0,25	∅	∅	∅	∅	6	∅	∅
0,5	∅	∅	30–40	75–135	10 50 %	11–18	26–40
0,75	∅	∅	10–25	220–310			
1,0 67 %	60	90–105	11–12	300–330	20	6–7	110–180
1,5	60	155–235			30	5	185–360
2,0	60	240–360					
3,0	30	540–600					

Bei Vergleich dieser Schlafdosen mit den bei Mäusen bestimmten LD_{50}-Werten ergibt sich ein Verhältnis von 1:6 bei Pentobarbital, 1:3 bei GHB-Äthylester, 1:2 bei GHB-Natrium. Bezogen auf GHB-Natrium z. B. bedeutet das, daß ein sicherer Schlafeffekt erst ausgelöst werden kann, wenn ca. die Hälfte der LD_{50} appliziert wird.

Durch *Zugabe unterschwelliger Pentobarbitalmengen* (0,006 g/kg) kann die GHB-Dosis bei beiden Verbindungen auf 0,5 g/kg gesenkt werden. Dabei resultieren mit GHB-Äthylester Einschlafzeiten von 15–17 min und Schlafzeiten von 150–240 min. Mit GHB-Natrium liegen die entsprechenden Werte bei 60 min bzw. 80–90 min.

Während nach Pentobarbital narkotische Schlaftiefen erreicht wurden, trat bei GHB-Na erst unmittelbar ante finem, bei dem Äthylester ebenfalls nur nach subtoxischen Dosen eine der Narkose vergleichbare Reflexlosigkeit auf.

Die *sedative Wirkung* der GHB wurde im Vergleich mit Pentobarbital und Chlorpromazin an Mäusen im Laufradversuch und durch Auszählungen der Überquerungen von Markierungslinien am Boden eines Käfigs (Kreuzkastenversuch) bestimmt. Die *Laufradaktivität* wurde durch 0,15 g/kg GHB-Natrium und 0,1 g/kg GHB-Äthylester innerhalb von 20 min vollständig unterdrückt; die Zeit bis zur Rückkehr von 50% der Aktivitäten vor der Applikation der Substanzen betrug bei beiden ca. 60 min. Nach 0,03 g/kg Phenobarbital kam es zu einer allmählichen Abnahme der Aktivitäten, die erst nach ca. 100 min vollständig erloschen und 180 min post injectionem 50% des Ausgangswertes noch nicht wieder erreicht hatten. 0,001 g/kg Chlorpromazin führte nach 40 min zur vollständigen Aktivitätshemmung und innerhalb von 240 min nicht zu einer deutlichen Erholung der Tiere.

Die *Spontanaktivität*, gemessen im *Kreuzkasten*, wird von 0,2 g/kg GHB-Na und 0,1 g/kg GHB-Äthylester um 80%, nach 0,001 g/kg Chlorpromazin um 90% und nach 0,03 g/kg Phenobarbital um 50–60% herabgesetzt. Diese Werte werden von den GHB-Verbindungen nach 50 min, von Chlorpromazin nach 30 min und von Phenobarbital nach 45 min erreicht und halten – in der gleichen Reihenfolge aufgezählt – 45, ca. 60, 120 und 90 min an.

Im Gegensatz zu Phenobarbital und Chlorpromazin ließ sich bei beiden GHB-Verbindungen eine deutliche *Verzögerung der Reaktionszeit auf sensible Reize* nachweisen. Dies wurde sowohl im „Hottail"-Test (Eintauchen des Mäuseschwanzes in Wasser von 50° C) als auch im Nasenbrennstrahlversuch, auf der heißen Platte und bei mechanischem Schwanzquetschen beobachtet, wenn die Tiere mit 0,2 g/kg GHB-Natrium oder 0,15 g/kg GHB-Äthylester vorbehandelt waren. Auch der Lidschlußreflex im Luftstrom wurde nach diesen Dosen deutlich verzögert.

Tabelle 3. Einfluß der Vorbehandlung mit GHB-Na und -Äthylester auf die Pentamethylentetrazol (PTZ)-Krampfschwellendosis und die Strychnin-Wirkung im Vergleich mit Phenobarbital und Chlorpromazin

	Dosis in mg/kg	Krampfauslösung mit PTZ i. v. Zeit	Dosis in mg/10 g Mittelw.	Strychnin-Inj. 35γ i.p. Zeit	Streck-krämpfe	Tod
Kontrolle	—	—	0,36		(+)	1/10
Phenobarbital	20	120′	0,46	120′	∅	∅
	40	120′	0,77	120′	∅	∅
GHB-Na	200	120′	0,26	30′	+	6/10
	400	120′	0,26	30′	+	7/10
	400	30′	0,35			
GHB-Äthylester	200	60′	0,31	30′	++	9/10
	200	30′	0,35			
Chlorpromazin	1	60′	0,37	60′	++	9/10
	7	60′	0,37	60′	++	10/10

Ob diese Ergebnisse als Ausdruck einer analgetischen Wirkungskomponente anzusehen sind, läßt sich nach den vorliegenden Versuchen nicht entscheiden.

Die Beobachtung von Dyskinesien bei Meerschweinchen während des GHB-induzierten Schlafes führte zur Untersuchung der *Beeinflussung von Krampfbildern nach Verabreichung von Pentamethylentetrazol (PTZ) und Strychnin bei Mäusen* (Tab. 3). Dabei zeigte sich, daß durch GHB-Natrium und

-Äthylester 30 min vor PTZ die Krampfschwellendosis nicht beeinflußt wird, während Applikation 60 min vor PTZ-Injektionen zu einer deutlich erhöhten Krampfbereitschaft führt.

Die Strychninwirkung wurde durch beide Substanzen deutlich verstärkt. Eine erhöhte Krampfbereitschaft wurde auch nach Vorbehandlung der Tiere mit Chlorpromazin (0,001–0,005 g/kg) und Haloperidol 0,01–0,03 g/kg beobachtet; lediglich Phenobarbital erhöhte dosisabhängig die PTZ-Krampfschwelle bzw. unterdrückte die Reaktion auf Strychnin.

Zusammenfassung

1. Die akute Toxicität der GHB-Verbindungen bei weißen Mäusen ist relativ gering, eine sichere hypnotische Wirkung bei Meerschweinchen tritt allerdings erst ein, wenn ca. die Hälfte der LD_{50} von GHB-Na oder ein Drittel der LD_{50} von GHB-Äthylester verabreicht werden.

2. Es werden lange Einschlaf- und Schlafzeiten beobachtet; zu Reflexlosigkeit kommt es erst nach Verabreichung subtoxischer Dosen. Insgesamt ist die Wirkung des GHB-Äthylesters schneller, kürzer und etwas intensiver als die von GHB-Na.

Durch unterschwellige Pentobarbital-Dosen kann die hypnotische Wirkung der GHB-Verbindungen verstärkt werden.

3. Eine sedative Wirkung, gemessen an der 50%igen Unterdrückung der Laufrad- und Spontanaktivität bei Mäusen, läßt sich für 0,15–0,2 g/kg GHB-Na und 0,1 g/kg GHB-Äthylester für ca. 60 min nachweisen.

4. Beide GHB-Verbindungen verlängern im Gegensatz zu den vergleichsweise geprüften sedativen Dosen von Phenobarbital und Chlorpromazin die Reaktionszeiten auf sensible Reize (thermische oder mechanische).

5. Die Pentamethylentetrazol-Krampfschwelle wird durch GHB im wesentlichen in Abhängigkeit von der Applikationszeit verändert. Nach einem Vorbehandlungszeitraum von 30 min zeigt sich keine Veränderung, während bei Verlängerung auf 60 min eine deutlich erhöhte Krampfbereitschaft beobachtet wird. Die Strychninwirkung war in allen Fällen nach GHB-Vorbehandlung verstärkt.

Elektrophysiologische und klinisch-neurologische Befunde bei Narkosen mit Gamma-Hydroxibuttersäure*

Von **W. Bushart**

Auf welchem Wege die narkotische Wirkung der Gamma-Hydroxibuttersäure (GHB) zustandekommt, wird unterschiedlich gedeutet. Jouvet u. Mitarb. berichteten 1961, Matsuzaki u. Mitarb. 1964, das Natriumsalz der GHB, intravenös verabreicht, induziere bei *Katzen* einen *Schlafzustand*, während Winters und Spooner 1966 nach intraperitonealer Applikation von Gamma-Hydroxibutyrat nach Verhalten, EEG und cerebraler Reizantwort eher auf eine *epileptische Erregungssteigerung* als auf eine generalisierte Anaesthesie schlossen. Metcalf und andere fanden 1966, Yamada mit seiner Gruppe 1967 paradoxe Dissoziationen zwischen EEG und Verhalten beim *Menschen* nach oraler und intravenöser Gabe von Natrium-GHB und Butyrolacton. Sie publizierten EEG-Verläufe, die nicht mit Schlafkurven zu identifizieren sind. Sie decken sich mit den Befunden, die wir selbst erhoben haben.

Von Klinikern ist die bis auf die erste Publikation von Laborit im Jahr 1960 zurückgehende Vorstellung einer *schlaferzeugenden* Wirkung der Substanz aufgenommen worden. Sie kehrt in wissenschaftlichen Mitteilungen bis in die jüngste Zeit hinein immer wieder; Madjidi schreibt 1967, Gamma-Butyrolacton, zuführbar auch in Form einer Vorstufe als Natriumsalz der GHB, habe die Eigenschaft eines Schlafmittels. Quadbeck sah 1965 im Gamma-Butyrolacton ein „körpereigenes" Schlafmittel, von dem er ein höchstdenkbares Maß an Unschädlichkeit erwartete. Er ging von einer Zufuhr von 3 g beim Menschen aus, wobei nach wenigen Minuten Schlaf einsetzte, auch Anaesthesie; in höherer Dosierung, zusammen mit einem Phenothiazin, ausreichende Narkosetiefe für chirurgische Eingriffe.

Unsere *eigenen* Untersuchungsergebnisse sind gewonnen worden mit dem Natriumsalz der GHB an 5 Probanden, Studenten im Alter von 22 bis 26 Jahren, ohne Prämedikation mit Ausnahme von Atropin. Benützt haben wir für unsere Versuche Somsanit, damals noch unter dem Namen Butacid geführt. Der Äthylester der GHB war 1966 noch nicht verfügbar. Die Dis-

* Herrn Professor Dr. Dr. R. Janzen zum 65. Geburtstag.

krepanzen zwischen den Ergebnissen bei der Benützung der reinen Substanz ohne besondere Prämedikation und den mehr oder weniger günstigen Erfahrungen mit dem Einsatz des Narkoticums in der klinischen Anaesthesiologie werden durch die dort eingeführte Prämedikation, z. B. mit einem Phenothiazinkörper, verständlich. Unsere eigenen Untersuchungen demonstrieren die Notwendigkeit einer besonders auf die Reticulärformation des Hirnstamms gerichteten zusätzlichen erregungsdämpfenden Medikation.

Für das unterschiedliche Urteil über die Wirkungsweise der GHB mögen auch unterschiedlich hohe Dosierungen mitverantwortlich sein; wesentlich erscheint aber für die Beurteilung des Effekts die Möglichkeit der differenzierten neurophysiologischen Untersuchung, da Elemente des natürlichen Schlafes und pathologische Bewußtseinsstörung klinisch evtl. schwer zu differenzieren sind.

In der für eine Narkose üblichen Dosierung von 60–90 mg des Natrium-Gamma-Hydroxibutyrates je kg Körpergewicht haben wir bei unseren Probanden weder klinisch noch hirnelektrisch Elemente des natürlichen Schlafs gesehen, außer dieser trat sekundär ein. Die hervorgerufene Narkose zeichnete sich aber durch einige bemerkenswerte Eigenheiten aus, wobei die Ergebnisse höherer als der klinisch üblichen Dosierungen, maximal bis 145 mg Substanz je kg Körpergewicht, die Besonderheiten dieser Narkose noch unterstreichen. Die von Winters und Spooner 1966 mitgeteilten Reizversuche an Katzen mit implantierten Tiefenelektroden vermitteln Einblicke in die elektrischen Vorgänge im Hirn während der Narkose, die zum Verständnis dessen beitragen können, was sich als Ergebnis unserer Versuche ablesen läßt.

Wir gehen aus von der für die klinische Narkose mit Butacid durchschnittlichen Dosis von 4–6 g für den Erwachsenen, also 60–90 mg pro kg Körpergewicht (Tab. 1). Die erste Versuchsperson erhielt 2 Ampullen, also 4 g i. v., rund 60 mg pro kg Körpergewicht, somit die untere Normaldosis. Bei ihr wurde keine Analgesie erzielt. Auf das Narkoseprotokoll im einzelnen wird bei der Demonstration bezeichnender EEG-Ausschnitte einzugehen sein.

Die zweite Versuchsperson erhielt 3 Ampullen, also 6 g i.v., somit 90 mg pro kg Körpergewicht, die obere in der Praxis verwendete Normaldosis (Tab. 1). Sie war erwiesenermaßen analgetisch von der 10. bis zur 77. min ab Injektionsbeginn, also insgesamt 67 min. Für diese Versuchsperson, auch für die übrigen Untersuchten, besagt dies nicht, daß das analgetische Stadium damit genau abgesteckt wäre, da Schmerzreize nur mit Intervallen gegeben worden sind. Beim 3.–5. Probanden haben wir jeweils 4 Ampullen injiziert, also 8 g, und somit die obere Normaldosis überschritten, im Einzelfall bei 114 mg pro kg Körpergewicht um 27%, mit 143 mg pro kg Körpergewicht um 70% und mit 145 mg pro kg Körpergewicht um 72%. Analgesie ist festgehalten ab der 42. bis zur 113. min bzw. von der 12. bis zur 95. min und von der 20. bis zur 60. min (Tab. 1). Betrachtet man unter der bereits gemachten Einschränkung die Gesamtdauer des analgetischen Stadiums bei diesen drei Probanden mit einer Überdosis, so zeigt sich zum einen gegenüber der Normaldosis keine wesentliche Zunahme des Toleranzstadiums; bei der höchsten Dosis hatten wir die kürzeste analgetische Phase zu verzeichnen. Daß dem aber kaum eine Gesetz-

Tabelle 1. Butacid-Dosis und Schmerzwahrnehmung

Normaldosis: = 4–6 g/70 kg Körpergewicht 60–90 mg/ 1 kg	
5 Versuchspersonen:	
1) ♂ 26 J. = 4 g/65 kg 61,5 mg/1kg	Keine Analgesie
2) ♀ 22 J. = 6 g/66,5 kg 90 mg/1kg	Analgesie 10.–77. min = 67 min
3) ♂ 24 J. = 8 g/70 kg 114 mg/1 kg	Analgesie 42.–113.min = 71 min
4) ♀ 25 J. = 8 g/56 kg 143 mg/1 kg	Analgesie 12.–95. min = 83 min
5) ♀ 23 J. = 8 g/55 kg 145 mg/1 kg	Analgesie 20.–60. min = 40 min

Tabelle 2. Analgetisches Stadium Butacid/Vegetative Krisen

4 Versuchspersonen:			
1) ♀ 22 J. 90 mg/kg	Analgesie 10.–77. min	38. min	Unruhe – Würgen Speichel
2) ♂ 24 J. 114 mg/kg	Analgesie 42.–113. min	44. min 47. " 88. "	Würgen starkes Würgen Würgen
3) ♀ 25 J. 143 mg/kg	Analgesie 12.–95. min	44. " 53. " 56. " 59., 65. " 69. " 77. " 85. "	Druck, Stechen: Seufzen tiefer Seufzer, schluckt, Unruhe preßt, würgt stöhnende, seufzende Atmung würgt, spannt, wirft Schulter hoch, Abwehr stöhnt leise preßt, würgt Magensaft hoch, wirft Schulter hoch
4) ♀ 23 J. 145 mg/kg	Analgesie 20.–60. min	Keine Besonderheit	

mäßigkeit zugrundeliegt, demonstriert der Fall 4 mit praktisch gleichhoher Gabe wie im Fall 5, aber gegenüber diesem doppelt langer Analgesie. Die individuelle Ansprechbarkeit ist demnach recht unterschiedlich.

Daß dieses analgetische Stadium aber nicht einfach gleichzusetzen ist mit einem chirurgischen Toleranzstadium, zeigt die folgende Tabelle (Tab. 2).

Diese Tabelle berücksichtigt nur die vier Personen mit nachgewiesener Analgesie. Unvermittelt und unberechenbar wurden 3 dieser Personen von vegativen Krisen befallen, näherhin vegetativ-vestibulären Krisen mit Unruhe, Pressen, Würgen, in anderen Stadien der Narkose auch Erbrechen; nur die Versuchsperson Nr. 4 mit der kürzesten analgetischen Phase beharrte während dieser Zeit in tiefer Bewußtlosigkeit ohne klinische vegetative und motorische Reaktion, die sich bei den anderen schon zuvor im EEG anzeigte durch Abflachen, zunehmend überlagernde Muskelaktivität und Frequenzbeschleunigung im EKG. In anderen Stadien

Tabelle 3. Beginn und Dauer der EEG-Veränderung nach Injektionsbeginn Butacid

5 Versuchspersonen:	
1) ♂ 26 J. 4 g in 30 sec	EEG-Abänderung ab 3. min, Ende Ableitung nach 2 Std 12 min: Seit 7 min normale Alphatätigkeit mit Abflachungen *Klinisch:* Schlafbedürftig, blaß, Brechreiz, mitgenommen
2) ♀ 22 J. 6 g in 30 sec	EEG-Abänderung ab Ende 1. min Ende Ableitung nach $3^1/_2$ Std: Seit 3 min normale Alphatätigkeit mit Abflachungen *Klinisch:* Noch 2 Std Wellen von Übelkeit, benommen
3) ♂ 24 J. 8 g in 120 sec	EEG-Abänderung ab 2. min Ende Ableitung nach $3^1/_2$ Std: Noch pathologisch verändert *Klinisch:* Übelkeit
4) ♀ 25 J. 8 g in 80 sec	EEG-Abänderung ab 2. min Ende Ableitung nach $3^1/_2$ Std: Noch pathologisch verändert *Klinisch:* Noch 2 Tage schlapp, „wie nach Grippe“
5) ♀ 23 J. 8 g in 120 sec	EEG-Abänderung ab 2. min Ende Ableitung nach 5 Std 20 min: Noch pathologisch verändert *Klinisch:* 6 Std nach Injektion Erbrechen, Nachtschlaf unruhig

der Narkose konnten außerdem in Verbindung mit dem Würgen und Erbrechen spontanes Augenöffnen, Pupillenerweiterung, Nystagmus, selbst vorübergehende Ansprechbarkeit beobachtet werden aus vorangehender Bewußtseinsabschaltung heraus mit abrupter Wiederkehr tiefer Bewußtlosigkeit nach abgeklungener, gewöhnlich einige Minuten anhaltender vegetativ-vestibulärer Krise. Nur bei der Versuchsperson Nr. 2 der Tabelle 2 mit besonders langem Vorstadium vor der Analgesie beobachteten wir derartige Krisen bereits vor dem analgetischen Stadium. Besonders mitgenommen durch diese Krisen fühlte sich der auf dieser Tabelle nicht aufgeführte Proband mit der kleinsten Dosis und somit der geringsten narkotischen Wirkung; verschont von diesem Effekt blieb keine der Versuchspersonen.

Hirnelektrische Veränderungen (Tab. 3) setzten durchweg bereits in der 1.–3. min ab Injektionsbeginn ein. Diese Veränderungen entsprachen in keinem Fall jenen der bekannten physiologischen Einschlafstadien. Alle Untersuchungen sind nachmittags gegen 16 Uhr begonnen worden. *Stärke* und *Dauer* der EEG-Veränderungen waren dosisabhänig. So sahen wir bei der Versuchsperson Nr. 1 mit der kleinsten Butacid-Dosis zum Ende der Untersuchung nach 2 Std und 12 min seit 7 min normale Alphatätigkeit mit zwischenzeitlichen Abflachungen, klinisch Gesichtsblässe, Brechreiz, Schlafbedürfnis, mitgenommener Gesamteindruck. Die Ver-

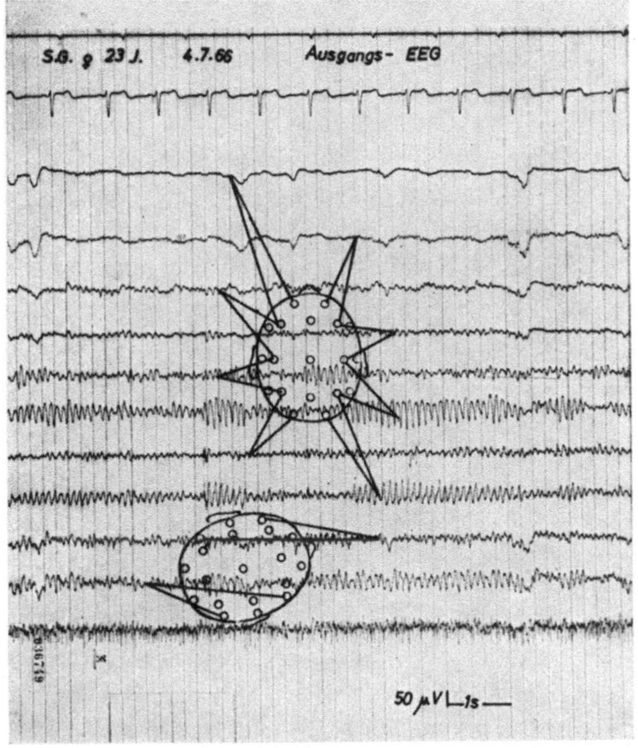

Abb. 1

suchspersonen Nr. 4 und 5 dagegen mit der höchsten Butacid-Dosis boten zum Ende der Ableitung $3^1/_2$ Std bzw. beinahe $5^1/_2$ Std nach Narkosebeginn noch pathologische Veränderungen im EEG. Die eine der beiden Studentinnen fühlte sich noch nach zwei Tagen schlapp, „wie nach einer Grippe", Normalisierung des EEG erst am dritten Tag nach der Narkose. Sie hatte die schwersten EEG-Veränderungen geboten, vor allem ein langes sogenanntes Black-Out-Stadium mit vorübergehendem bedenklichen Absinken des Blutdrucks, das eine Effortil-Gabe erforderlich machte. Zur Vorgeschichte dieser Studentin ist aber zu vermerken, daß sie im Alter von $1^1/_2$ Jahren eine als Kinderlähmung, auch als Meningitis bezeichnete Erkrankung durchgemacht hat, von der eine geringe Schwäche im rechten Bein herrühren sollte, und daß das Ausgangs-EEG, also das EEG vor der Narkose, bereits geringgradig verändert gewesen ist, nämlich frequenzlabil. Bei der anderen dieser beiden Studentinnen, Versuchsperson Nr. 5 der Tabelle 3, wurde die Ableitung 5 Std 20 min nach Narkosebeginn wegen Erbrechens abgebrochen. Sie erbrach bald darauf, gegen 22 Uhr, erneut, konnte aber trotz der späten Stunde und der vorangegangenen Narkose schlecht

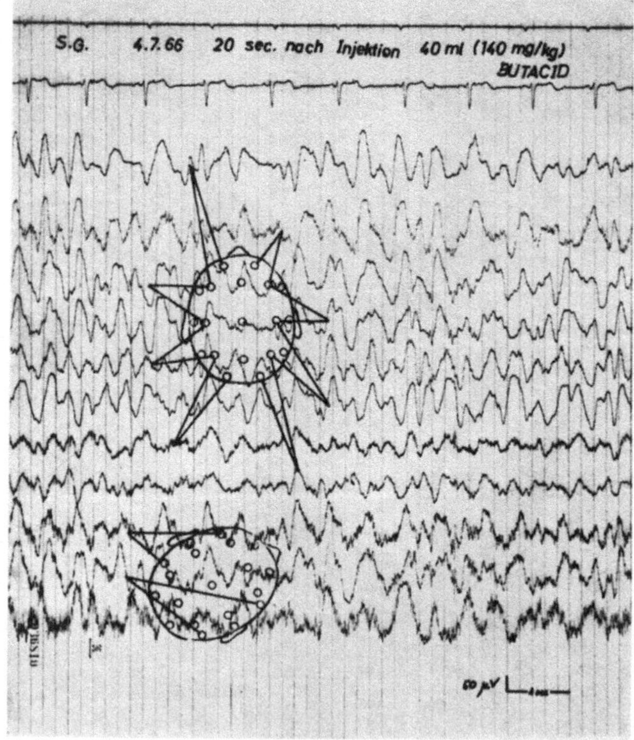

Abb. 2

schlafen. Das EEG anderntags früh, 16 Std nach Butacid, zeigte noch gegenüber dem Ausgangs-EEG verlangsamte Alphatätigkeit, erst am darauffolgenden Tag, dem zweiten Tag nach der Narkose, wieder Rindentätigkeit entsprechend dem Ausgangsbefund.

Aber auch die erste Versuchsperson mit 60 mg Butacid pro kg Körpergewicht hatte anderntags, $18^1/_2$ Std nach der Drogenverabreichung, noch eine pathologische Reaktion auf Hyperventilation bei normalem Ausgangs-EEG. Sie berichtete ein Gefühl des Übernächtigtseins, habe beim Abendbrot noch leichte Übelkeit verspürt, habe sich aber bei der Vorlesung am Vormittag konzentrieren können. Auch die Versuchspersonen Nr. 2 und 3 berichteten noch über Übelkeit im Anschluß an die Narkose, das Kontroll-EEG am anderen Vormittag nach der Narkose war unauffällig.

Verfolgen wir nun als *Beispiele für die Art der Veränderungen im Verlauf der Narkose* die EEG-Verläufe der ersten und der fünften Versuchsperson, also der Versuchsperson mit der geringsten und jener mit der höchsten Dosis, so zeigen sich charakteristische Perioden, die z. B. KUBICKI für die

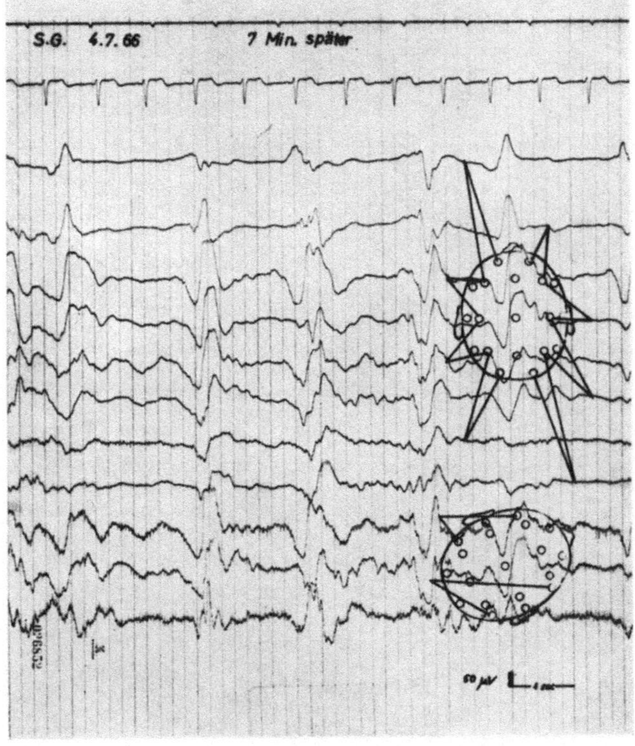

Abb. 3

Bestimmung der *Komatiefe bei Schlafmittelvergiftungen* benützt hat. Diese beiden EEG-Verläufe in ihrer charakteristischen Periodik und auch die anderen drei Verläufe unterscheiden sich klar von den ebenfalls abgrenzbaren Phasen sich entwickelnder und wieder zurückbildender EEG-Veränderungen des natürlichen Schlafes mit zwischenzeitlichem Hin- und Herpendeln zwischen verschiedenen Schlaftiefen, auch wenn gelegentlich im Anfluten und Ausfluten der Narkose Elemente beobachtet worden sind, die an eine Beziehung zu Vorgängen im natürlichen Einschlafen und Erwachen denken lassen, ohne diese zu beweisen.

Wir beginnen mit dem EEG-Verlauf bei *Fall Nr. 5* (Abb. 1): Diese Abbildung zeigt vor Beginn der Narkose normale, lebhafte Alphatätigkeit, betont über hinteren Gebieten, in der ersten Zeile das mitgeschriebene EKG.

Bereits 20 sec nach Injektionsende wird generalisierte Steilwellenaktivität um 2/sec registriert mit Pendeln bis 1,5/sec (Abb. 2). Man könnte an das langsame hirnelektrische Äquivalent des Tiefschlafs denken. Zu dieser Zeit werden aber noch die Augen auf Anruf geöffnet, 1 min danach bereits

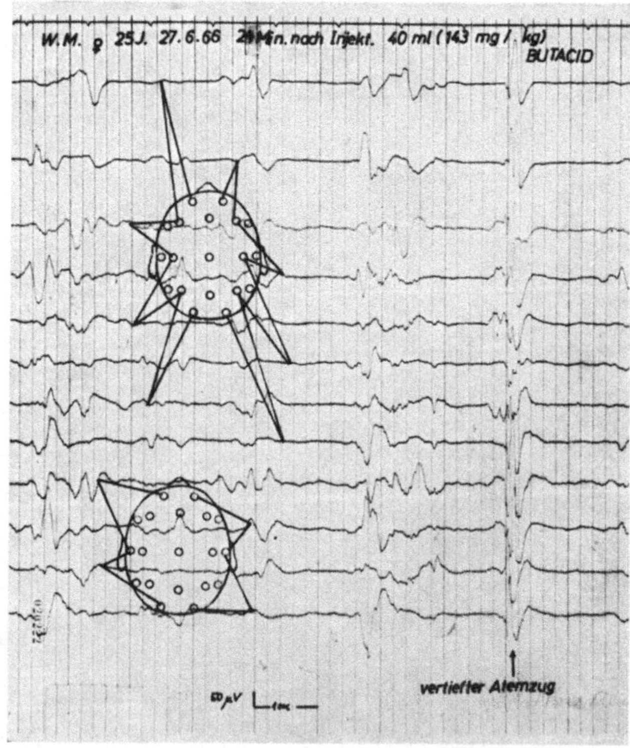

Abb. 4

keine Reaktion mehr auf Anruf, Reflexe erloschen. 7 min später befindet sich die Probandin in einem Stadium, das im Schlaf überhaupt nicht registriert wird, im Stadium der repetierenden generalisierten Steilwellen, der „Black-out and bursts“ (Abb. 3). In diesem Stadium besteht ein tiefes Koma, erreichbar z. B. auch durch Barbiturate, andere Narkotica wie Epontol, durch Schlafmittelvergiftungen. Wenn sich dieses Stadium noch vertieft, besteht die Gefahr des Zusammenbruchs vegetativer Funktionen, von Fischgold und Mathis als „Coma avec effondrement végétatif“ bezeichnet.

Bei der anderen Studentin mit der hohen Butacid-Dosis (Versuchsperson Nr. 4) fiel in diesem Stadium der Blutdruck ab (Abb. 4). Auf der Abbildung ist rechts ein besonders scharfer Komplex zu sehen, verbunden mit einem vertieften Atemzug; auf der nächsten Abbildung (Abb. 5) war nach einer E-605-Vergiftung zum Vergleich das Black-out vollständig, die generalisierten Steilwellenausbrüche waren von einer Schnappatmung begleitet. Erstaunlich ist nur, daß mit diesen Steil- und Scharfwellenausbrüchen keine Myoklonien verbunden sind, die man im Black-out-Stadium einer Narkose z. B. im Tierexperiment beobachten kann. Die corticale Hemmung muß bei der GHB-Narkose in diesem Stadium also stärker sein als die stoßweise ankommende hochgradige Erregungssteigerung von eindeutig epileptischem Charakter. Wir sehen in der Gamma-Hydroxibutyrat-Narkose allenfalls die Steilwellenkomplexe überlagernde Bündel von Muskelaktivität als Hinweis auf eine mögliche subklinische Beteiligung der

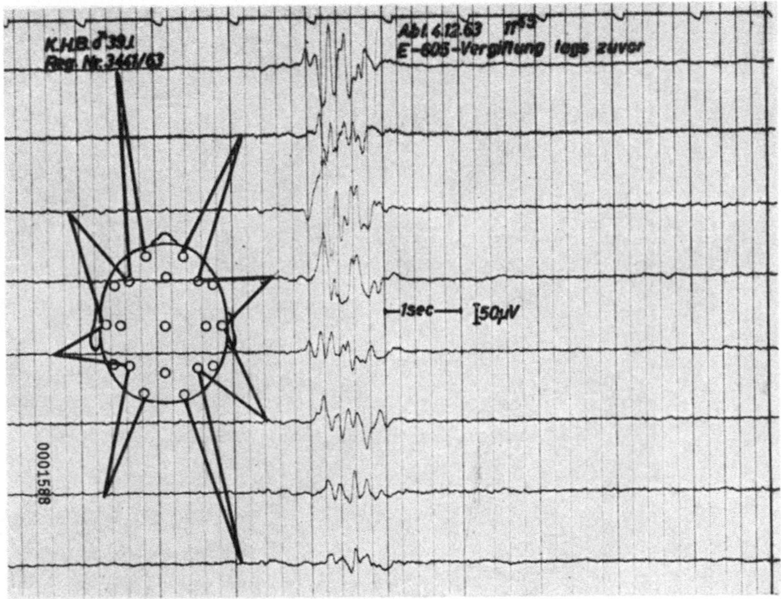

Abb. 5

Peripherie. Myoklonien haben wir in dieser Phase nicht gesehen, wohl vereinzelt in früheren oder späteren Narkosestadien.

$1^1/_2$ Std später bietet unsere Versuchsperson Nr. 5 ein anderes, ebenfalls charakteristisches Bild: gleichförmige Zwischenwellentätigkeit, in tieferen Narkosestadien um 5/sec, später um 6–7/sec, beherrscht über lange Strecken hin das Bild, unterlagert von einem trägen Element bis 0,5/sec, das immer wieder generalisiert gruppiert stärker hervortritt. Klinisch besteht weiterhin Bewußtlosigkeit, Cornealreflex und Muskeldehnungsreflexe erloschen, doch bereits geringe Reaktion auf Schmerzreize. Pupillen weiterhin eng.

Die nächste Abbildung zeigt einen Kurvenausschnitt nach 3 Std, nach Würgen (Abb. 7). Plumpe generalisierte träge Schwankungen beherrschen das Bild, Muskelaktivität überlagert, die EKG-Frequenz ist beschleunigt, klinisch sind die Pupillen noch weit. Im Tierexperiment hat man in diesem Stadium schon eine Hemmung der die langsame Schlafphase hemmenden Zone erblickt. Diese Deutung scheint mir etwas kühn zu sein, obwohl Dissoziationen sicher auftreten. 20 min danach hat sich die EKG-Fre-

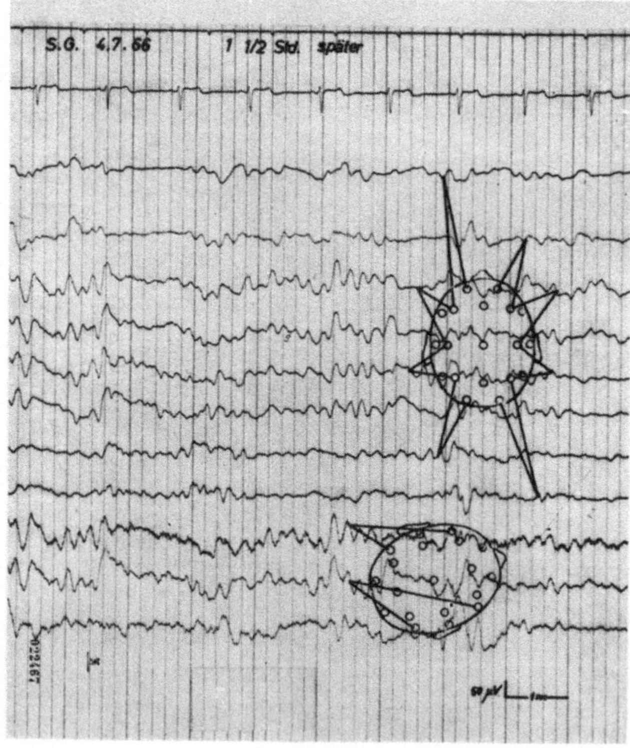

Abb. 6

quenz bereits wieder verlangsamt von 110 auf 75/min, überlagernde Muskelaktivität klingt ab, die Frequenz der generalisierten plumpen langsamen Hirnrindentätigkeit ist nicht mehr so träge (Abb. 8). Kontakt ist zu der Versuchsperson, die 4 min zuvor erbrochen hat, nicht zu gewinnen; doch beobachtet man jetzt ein eigenartiges Phänomen, ein akustischer Reiz bewirkt vorübergehendes Abflachen der trägen Wellen als Hinweis auf die erhaltene Funktion des aktivierenden aufsteigenden Systems. Nach einer gelungenen Weckreaktion aus dem Tiefschlaf heraus, die im Tierexperiment erschlossen worden ist, wären hirnelektrische Besonderheiten zu erwarten gewesen, die hier fehlen: initial ein sog. K-Komplex, im Arousal- alias Weck-Effekt entweder normale Rindentätigkeit – hier geht aber unterschwellig die träge Aktivität weiter – oder gegebenenfalls auch eine Abflachung wie hier; im Anschluß an diesen Effekt jedoch zumindest vorübergehend Aktivität aus einem weniger tiefen Schlafstadium. Hier jedoch geht die generalisierte plumpe, träge Aktivität nach dem Arousal-Effekt so weiter, als sei nichts geschehen.

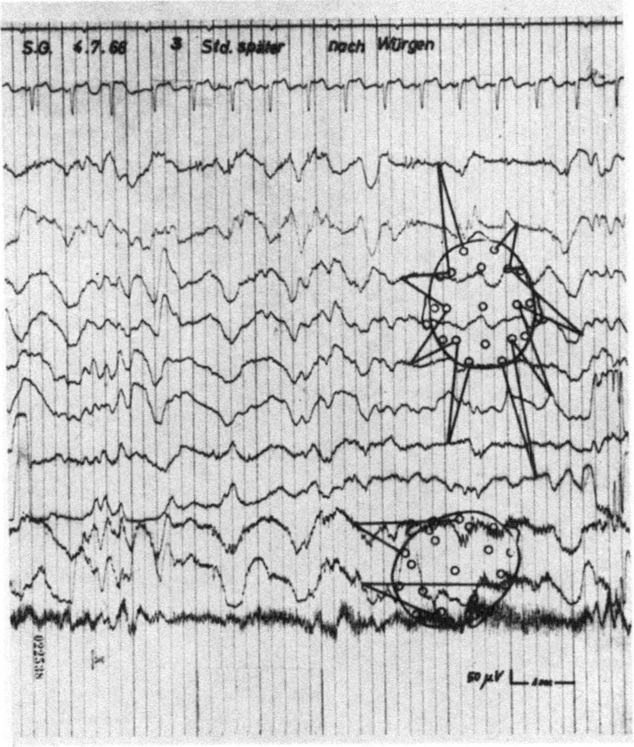

Abb. 7

Rund 50 min danach (Abb. 9) ist neben der noch auf 7–6/sec verlangsamten Grundtätigkeit schon Alphatätigkeit da, also im EEG eine Normalisierungstendenz zu erkennen. Seit Beginn der Narkose sind 4 Std und 10 min vergangen. Die Versuchsperson ist inzwischen erweckbar, klagt über Migräne, unter der sie seit ihrer Schulzeit bei familiärer Belastung leidet, Übelkeit, Rauschen in den Ohren. Die EKG-Frequenz wechselt, wie aus der obersten Zeile zu erkennen, Muskelaktivität überlagert das EEG. 5 min danach hat sich das Bild wieder verändert (Abb. 10), generalisierte langsame Aktivität um 3–2/sec, die Graphoelemente einer früheren Narkosephase, kehren wieder, der Narkoseeffekt nimmt also sozusagen wieder zu. Ob diesem im Verlauf der verschiedenen Narkosetiefen ständig zu beobachtenden Phänomen der Wiederkehr einer bereits abgelaufenen hirnelektrischen Phase neue Anflutungen des Narkoticums etwa aus peripheren parenchymatösen Organen zugrundeliegen oder z. B. eine durch Metaboliten ausgelöste, aber dann eigenständige periodische Aktivität steuernder subcorticaler Zonen, wie wir sie von der Schlafregulation kennen, bleibt dahingestellt.

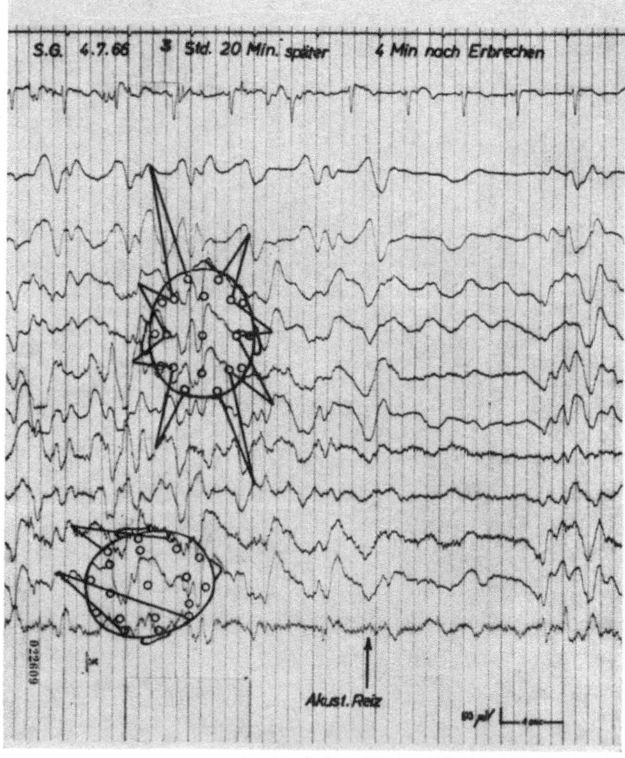

Abb. 8

Wieder 1 Std später, kurz vor Ende der über 5 Std und 20 min hirnelektrisch verfolgten Narkose, zeigen sich im EEG (Abb. 11) noch reichlich Zwischenwellen, auch unterlagernde trägere Abläufe um 2/sec bei voller Ansprechbarkeit, doch noch klinischen Störungen wie Erbrechen, Nystagmus. Bei voller Ansprechbarkeit nach Erwachen aus dem Schlaf müßte die Hirnrindentätigkeit normal sein, was noch mehr für die Kontrolle anderntags früh 8 Uhr gilt, 16 Std nach Drogenverabreichung. Die Alphatätigkeit ist gegenüber der Frequenz des Ausgangs-EEG noch verlangsamt (Abb. 12), erst tags darauf wieder Aktivität wie vor der Narkose.

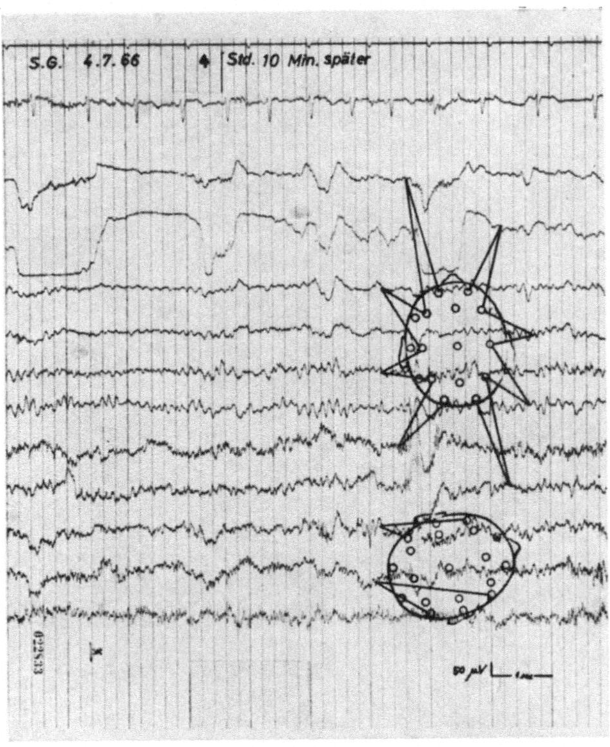

Abb. 9

Bei der zweiten Studentin mit der hohen Butacid-Dosierung (Versuchsperson Nr. 4) sahen wir noch am anderen Morgen, 15 Std nach der Narkose, eine generalisierte Spike-Wave-Gruppe als Hinweis auf eine subklinische epileptische Erregung bei diesbezüglich bisher leerer Anamnese.

Daß aber auch die *niedrige* Gamma-Hydroxibutyratgabe generalisierte hohe Steilwellenaktivität hervorruft, also erheblich pathologische Aktivität, die für eine Erregungssteigerung spricht, zeigen die beiden letzten EEG-

Ausschnitte. 1 Std nach Injektion von 2 Ampullen Butacid ist der 26jährige Student (Versuchsperson Nr. 1) zwar deutlich umdämmert, somnolent, dabei aber motorisch unruhig; auch öffnet er bei dieser starken EEG-Abänderung (Abb. 13) auf Aufforderung die Augen, er ist ungeduldig, verdrossen-mißmutig, doch voll orientiert, Gesichtsblässe, Facies dolorosa. Klinisch besteht demnach ebenfalls *kein Schlaf*; eher schon eine *leichte Intoxikation*. Bemerkenswert ist auch in diesem Zustand das prompte Ansprechen auf Sinnesreize mit einem Arousal-Effekt im EEG. Diese Reaktion trat ein auf akustische Reize (Abb. 14), optische Reize, Aufmerksamkeitszuwendungen, Bewegungen, Schmerzen. Erst später, etwa 2 Std nach Narkosebeginn, suchte die Versuchperson eine Schlafstellung einzunehmen und schlief dann tatsächlich erschöpft ein, wobei sich im EEG ein Mischbild aus echten Schlafelementen mit ständigem Wechsel zwischen den Schlaftiefen A bis D ergab und einstreuenden Narkoseelementen. Bis dahin, 2 Std lang, quälte sich der Student herum, wollte schlafen und konnte keinen Schlaf finden. Weckreize wirkten sich jetzt wie

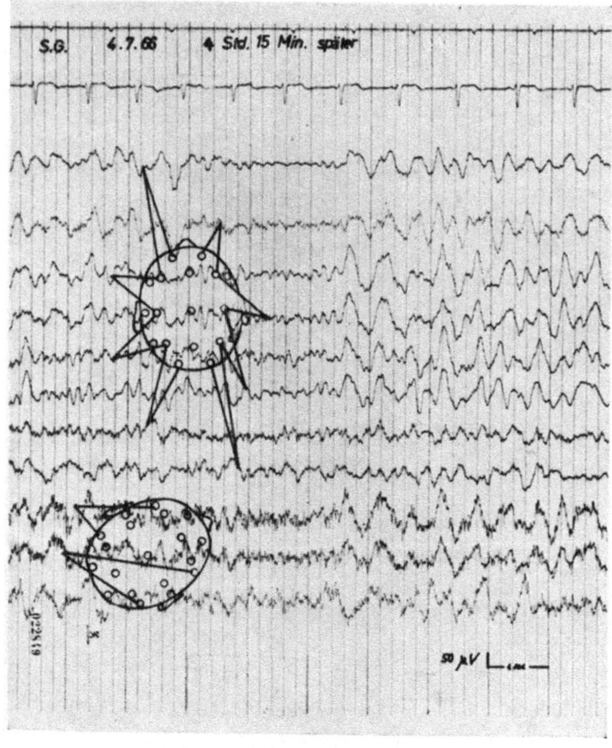

Abb. 10

im natürlichen Schlaf aus mit Übergang von Schlafaktivität in die vor der Narkose registrierte, jetzt den Arousal-Effekt überdauernde normale Wachtätigkeit. Dem folgten aber klinisch wieder wellenförmige Übelkeit und Brechreiz.

Welche Schlüsse lassen sich aus den Verläufen nach Injektion von Natrium-Gamma-Hydroxibutyrat bei diesen 5 Versuchspersonen ziehen?

1. Natrium-Gamma-Hydroxibutyrat ist kein schlafinduzierendes Mittel, sondern ein echtes Narkoticum. Durch hohe Dosierung wird Analgesie erreicht, stets in Verbindung mit Hypnose. Eine vegetative Blockade jedoch wird nur in tiefster Narkose erzielt, wenn bereits Gefahr des Zusammenbruchs vegetativer Regulationen eintritt.

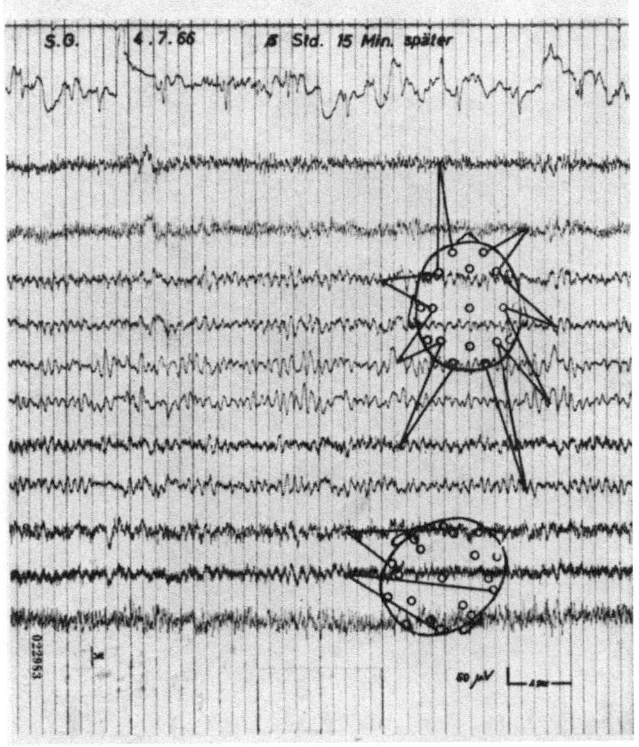

Abb. 11

2. Durch Natrium-GHB tritt eine zentrale Erregungssteigerung ein. Daß es nicht oder kaum zu motorischen Entäußerungen in Form von myoklonischen Zuckungen kommt, dürfte seine Ursache in einer gleichzeitigen Hemmung der Hirnrinde besitzen, möglicherweise auch in einer zusätz-

lichen spinalen Hemmung. Untersuchungsergebnisse russischer Autoren über eine spinale Hemmung liegen vor.

3. Die Formatio reticularis des Hirnstamms, also das aufsteigende aktivierende System des Hirnstamms, wird durch die Narkose nicht oder auffallend gering gehemmt, sieht man von den tiefsten Narkosestadien ab. Dies erklärt die verbleibende abnorme Reizansprechbarkeit auch im Stadium tiefer Bewußtlosigkeit. So erklären sich mindestens teilweise auch die von Metcalf sowie Yamada und ihren Mitarbeitern festgestellten paradoxen Dissoziationen zwischen EEG und Verhalten beim Menschen nach

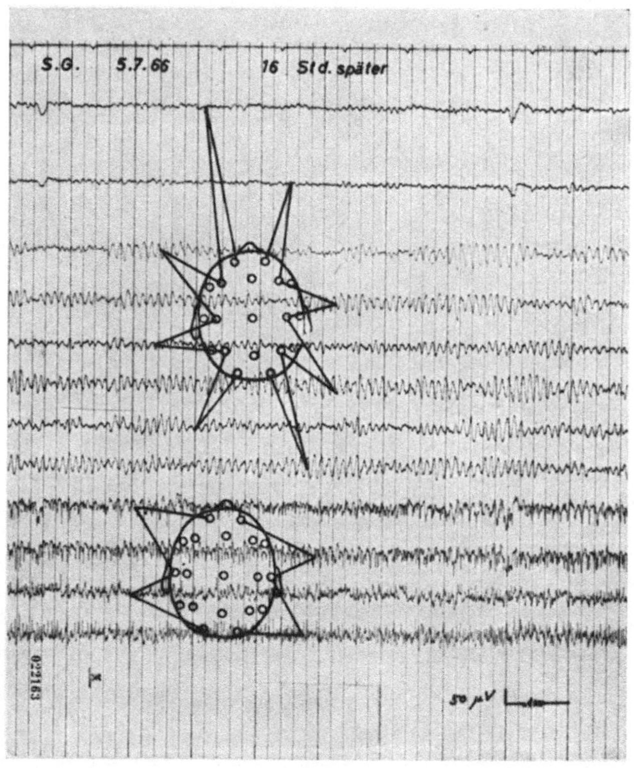

Abb. 12

Gabe von Natrium-GHB und Butyrolacton, *zum einen* mit voller Ansprechbarkeit während großer generalisierter träger Aktivität, von ihnen als „langsamer Schlaf“ gedeutet, *zum anderen* mit Bewußtlosigkeit bei gleichzeitiger hirnelektrischer Wachaktivität. Vermittels implantierter Tiefenelektroden fanden Winters und Spooner nach GHB bei Katzen eine erhebliche epileptische Erregungssteigerung in Caudatum, Hippocampus,

Amygdala und weiteren subcorticalen Gebieten, auch Gebieten des Cortex, bei fast fehlender Beteiligung der Formatio reticularis des Mittelhirns. Akustische Reizantworten verstärkten sich sogar in der Formatio reticularis des Mittelhirns im Stadium der Spike-Aktivität. Im Tierversuch ließen sich auch optische Reizantworten in diesem Stadium in der Formatio reticularis nachweisen. Reize über das Rückenmark dagegen scheinen nicht mehr anzukommen.

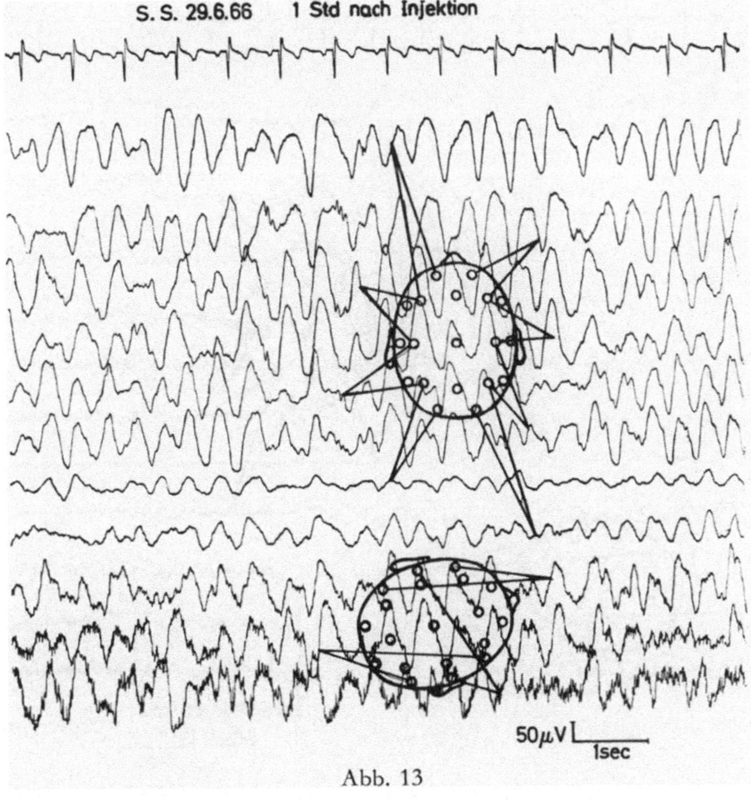

Abb. 13

4. In der Klinik spricht manches, so z. B. die engwerdenden Pupillen, der sich verlangsamende Puls, für eine cholinergische Umstellung durch GHB. Die Krisen mit Brechreiz, Erbrechen, Nystagmus, Weitwerden der Pupillen und Pulsbeschleunigung zeigen aber, daß die cholinergische Umstellung sich ebenfalls nicht im Rahmen physiologischer Regulationen hält, sondern pathologisch entgleist.

5. Hypothetisch wäre als Zusatzmedikation zur GHB ein Pharmakon zu fordern mit dämpfender Wirkung auf das aktivierende reticuläre System des Hirnstamms und auf die abnorme Vagus-Erregbarkeit. Es bleibt

zu erörtern, wieweit diesen hypothetischen Forderungen durch die in der klinischen Anaesthesie angewendete Prämedikation bereits Genüge getan wird. Vielleicht lassen sich günstige klinische Erfahrungsberichte mit der bereits vollzogenen Erfüllung der aus unseren Untersuchungen resultierenden hypothetischen Forderungen erklären.

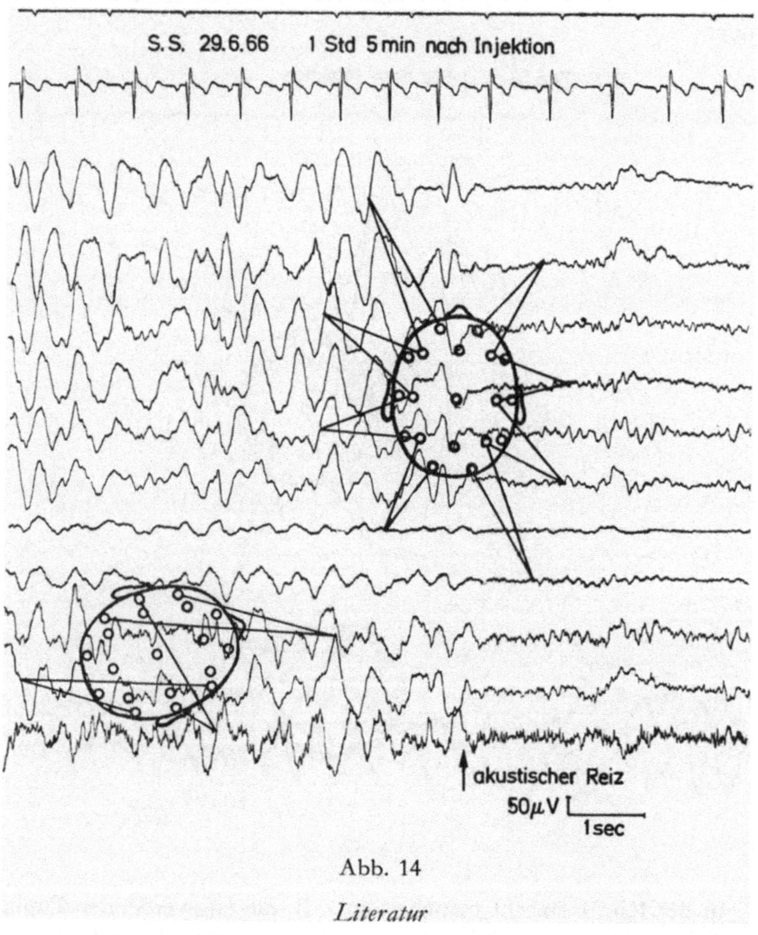

Abb. 14

Literatur

1. Charkevič, D. A., Sinizyn, L. N.: Der Einfluß des oxybuttersauren Natriums auf die Erregungsleitung in den afferenten Systemen bei der sensorischen Stimulierung unterschiedlicher Modalität. Pharm. Industrie **9,** 643 (1969).
2. Fischgold, Mathis: zit. Kubicki [3].
3. Kubicki, St.: Depth of coma and EEG-changes in narcotic poisoning. Society proceedings Electroenceph. clin. Neurophysiol. **22,** 193 (1967).
4. Kvasnoi, R. I., Kruglov, N. A.: Der Einfluß des 4-oxybuttersauren Natriums auf die Hemmung des ZNS bei schmerzhaften Reizungen. Pharm. Industrie **28,** 697 (1966).

5. Kvasnoi, R. I., Kruglov, N. A.: Der Einfluß des oxybuttersauren Natriums auf die Vorgänge der zentralen Hemmung. Arzneimittel-Forsch. **30,** 22 (1968).
6. Metcalf, D. R., Emde, R. N., Stripe, J. T.: An EEG-Behavioural Study of Sodium Hydroxybutyrate in Humans. Electroenceph. clin. Neurophysiol. **20,** 506–512 (1966).
7. Quadbeck, G.: Gamma-Butyrolacton. Dtsch. med. Wschr. **90,** 403 (1965).
8. Winters, W. D., Spooner, C. E.: A neurophysiological comparison of Alpha-Chloralose with Gamma-Hydroxybutyrate in cats. Electroenceph. clin. Neurophysiol. **20,** 83–90 (1966).
9. Yamada, Y., Yamamoto, J., Fujiki, A., Hishikawa, Y., Kaneko, Z.: Effect of Butyrolactone and Gamma-Hydroxybutyrate on the EEG and sleep cycle in man. Electroenceph. clin. Neurophysiol. **22,** 558–562 (1967).

Diskussion

Gürtner, Th., Frankfurt (Main): Es ist für uns Kliniker sehr schwer, nach diesen exakten experimentellen Untersuchungen einige Bemerkungen hinzuzufügen. Aber wir möchten versuchen, unsere Erfahrungen mit denen der Experimentatoren etwa in Einklang zu bringen. Wir haben im allgemeinen – das möchte ich vorausschicken – bei unseren Narkosen bereits eine Prämedikation, es geht immer Atropin voraus, meistens auch ein Phenothiazinpräparat und Dolantin, so daß wir schon eine ganz andere Ausgangsbasis haben. Und wenn wir dann Gamma-Hydroxibuttersäure verwenden, verwenden wir das Präparat in einer wesentlich geringeren Dosis, als sie hier angegeben wurde. Unsere Dosen bewegen sich bei erwachsenen kräftigen Männern vorwiegend zwischen 1 g und 4 g. Nach unseren Erfahrungen sind bei dieser Dosierung die Nebenwirkungen wesentlich geringer. Wir beobachten aber auch gelegentlich nach Gamma-Hydroxibuttersäure, z. B. nach 4 g, Nebenwirkungen. Ich kann mich an einen Patienten erinnern, einen Alkoholiker, bei dem nach etwa 5–10 min klinisch Zukkungen der Extremitäten und auch des Stammes aufgetreten sind. Er begann auch zu würgen und in etwa haben wir vegetative Krisen gesehen, wie das Herr Dr. Bushart beschrieben hat; es ist allerdings kein Brechreiz aufgetreten. Nach 50 mg Nembutal sistierten diese sogenannten „vegetativen Krisen". Damit, glaube ich, stehen wir in Einklang mit der Beobachtung von Frau Dr. Frahm, die uns eben deutlich zeigte, daß Barbiturate – Nembutal – die Gamma-Hydroxibuttersäure-Wirkung verstärken. In der Klinik haben wir bei unserer Dosierung keinen analgetischen Effekt beobachtet, wie ihn Herr Dr. Bushart und Frau Dr. Frahm gesehen haben. Unsere Dosierung diente dazu, den Patienten ruhig zu stellen. Wir bezeichnen das klinisch immer als Schlaf. Sie haben uns aber gezeigt, daß es kein Schlaf ist, aber in dem gebräuchlichen Sinn möchte ich also doch bei diesem Wort bleiben. Ich drücke mich vielleicht nicht exakt aus, aber was wir eben als Schlaf bezeichnen, das beobachten wir bei dieser Dosierung. Die Patienten dösen ein, schlafen allmählich und wir benutzen dieses Stadium zu Operationsvorbereitungen, z. B. in der Unfallchirurgie, um Lagerungen vorzunehmen. Erst dann, wenn Analgesie erforderlich ist, verwenden wir zusätzlich bei Schnittbeginn ein Analgeticum, wobei wir nicht nur Fentanyl oder Thalamonal benützen und dann kontrolliert beatmen, sondern auch Ketanest. Es ist eigenartig, daß selbst bei dieser Kombination dann keine endotracheale Intubation erforderlich ist, die Patienten den operativen Eingriff tolerieren und ruhig daliegen, wesentlich ruhiger als bei Ketamine allein.

Zur Krampfbereitschaft möchte ich sagen, daß bei dieser Kombination mit der angegebenen Prämedikation nach Somsanit wenn, dann höchstens in der Einleitungsphase und das nur bei ganz wenigen der ingesamt über 200 Fälle, klonische Zuckungen aufgetreten sind, daß aber die spinalen Muskelzuckungen, die wir nach Ketamine beobachten, in der Kombination mit Somsanit nicht zu beobachten sind, auch Nystagmus und die anderen bekannten, unangenehmen Erscheinungen der Ketamine-Wirkung. In der Abklingphase der Gamma-OH-Narkose verhielten sich unsere Patienten ruhig. Es war nicht so, daß nun in der Abklingphase eine Zunahme der Krampfbereitschaft zu beobachten war, wie es hier auch in dem Vortrag von Frau Dr. FRAHM etwa angeklungen ist.

Bushart, W., Hamburg: Mit Ihren Bemerkungen wird schon angesprochen, was ich berührt habe, nämlich: der Kliniker hat offensichtlich, darf ich sagen, empirisch das vorweggenommen, was theoretisch zu fordern war. Zur Analgesie: Mit 1–4 g Gamma-OH haben wir auch keine Analgesie gesehen. Ob man die Bewußtseinstrübung als hypnotischen Effekt oder als Schlaf bezeichnen soll, läßt sich klinisch wirklich nicht differenzieren. Man kann eine leichte Bewußtseinstrübung, eine Somnolenz – sie heißt nicht umsonst Somnolenz – vom leichten Schlaf klinisch nicht unterscheiden. Im EEG gibt es dagegen sicherlich, z. B. bei einer postraumatischen Somnolenz ein anderes Bild als bei der natürlichen Somnolenz. Infolgedessen möchte ich also diesen Ausdruck lieber fallenlassen, es ist sicher eine narkotische Wirkung. Daß Sie die Myoklonien in der anflutenden Narkose durch Nembutal unterdrücken konnten, erklärt sich durch die Barbitursäure-Wirkung auf die epileptische Erregung. Daß ein Alkoholiker besonders hierzu neigt, entspricht der Erfahrung, daß Alkoholiker unter irgendwelchen besonderen Einflüssen eher dekompensieren, – z. B. auch nach einem Trauma kann ein Alkoholiker, der bis dahin ganz unauffällig war, plötzlich ins Delir geraten –, und daß Sie schließlich in der abklingenden Narkose keine Myoklonien gesehen haben, ist bei Ihrer Kombinationsnarkose auch zu erwarten.

Schmalbach, K., Hamburg: Man sollte vielleicht einige Überlegungen an den Beginn einer solchen Diskussion stellen. Man muß sich doch fragen: Wo liegt der Wirkungsmechanismus einer solchen Substanz? Manches geht ja aus Frau FRAHMS und Herrn BUSHARTS Bemerkungen klar hervor. Eine Einschränkung hat Herr BUSHART schon mit Recht gemacht. Wenn ich nun in die Klinik gehe – und deshalb sollte man dies an den Anfang stellen – und füge viele durchaus notwendige Präparate hinzu, dann verwischt sich alles. Angefangen hat es mit der Erkenntnis, daß die GABA-Stoffgruppe kortikal inhibitorisch wirkt. Das ist also die erste wichtige Grundlage: eine corticale Inhibition, und zwar eine direkte, nicht wie beim Strychnin, die erst durch Inhibition der Inhibition in Gang kommt. Dies ist aus der raschen Wirkung zu schließen, während bei Strychnin immer eine gewisse Latenz vorhanden ist, bis der Effekt eintritt. Das zweite ist nun – und das interessiert mich besonders – sie manifestiert sich durch Myoklonismen – die Wirkung auf den Hirnstamm. Ich hatte vor zwei Wochen das Glück, WILDER PENFIELD zu seinem Begriff des Zentrenkephalons* hören zu können. Er hat mit seiner Begriffsbildung sehr viel Unfug, der im vergangenen Jahr in Diskussionen aufgetaucht ist, beseitigt. Ich glaube, das Zentrenkephalon könnte hier erregt sein. Man könnte aber vielleicht auch sagen, Ursache der Myoklonismen ist eine Erregung des reinen Hirnstamms mit der Brücke und den etwas nach oben bis zum Encephalon gelegenen Bezirken. Und nun kommt das, was Herr BUSHART dann als dritte Komponente hinzubringt, und damit bin ich schon am Ende, nämlich die eigenartige und für meinen Begriff noch nicht geklärte Wirkung auf die Formatio reticularis. Diese drei Komponenten spielen natürlich zusammen. Bekommen Sie das Mittel in der Klinik in die Hand, dann verwischt sich alles. Aber ich meine, es ist wichtig, daß Sie diese einzelnen Wirkungsmöglichkeiten kennen und damit agieren.

Bushart, W., Hamburg: Ich hätte zu bemerken, daß diese selektiv differenzierte Wirkung – ich weiß nicht, der Substanz selbst oder von Metaboliten – mit Hemmung im einen System, direkt oder indirekt, und Aktivierung oder Enthemmung im anderen, Analogien im Schlaf findet, in dem Aktivierung und Hemmung gleichzeitig in verschiedenen Arealen ablaufen.

Schmalbach, K., Hamburg: Hier ist ja doch ein ganz eminent wirksamer Stoff in Ihre Hände geraten. Und es ist wichtig, daß Sie, wenn Sie jetzt agieren, alle sich Rechenschaft darüber geben, was bekannt ist, und jede nicht bekannte zusätzliche Wirkung registrieren. Nur so können Sie dann wirklich zu einem klareren, wenn auch nicht klaren Bild kommen, und deswegen unterstreiche ich das so. Ich habe selbst noch nicht mit GABA arbeiten können.

Rittmeyer, P., Hamburg: Frau FRAHM, ich möchte herausstellen, daß Sie für Ihre Tierversuche die 30fache Dosis verwenden mußten, die wir bei unseren humanen Studien gebrauchten. Wir haben 35 mg/pro kg KG als Wirkdosis gegeben, Sie haben pro kg KG 1 g zur Anwendung gebracht. Die Frage, die ich nun an Sie habe, ist: Kann man jetzt einfach die LD_{50} linear aus Ihren Experimenten auf den Menschen übertragen oder muß man

* PENFIELD, W., and H. JASPER: Epilepsy and the functional anatomy of the human brain. Boston: Little, Brown and Company, 1954.

diese durch einen bestimmten Faktor dividieren, wir kämen dann auf etwa 1 mg, und dann wäre natürlich der Äthylester ganz hervorragend. Die zweite Frage ist die: Ist die LD_{50} bei Tieren, denen man das Mittel intraperitoneal gibt, identisch mit der bei intravenöser Zufuhr? Wir wissen alle, daß ein Mittel schnell intravenös injiziert wesentlich toxischer ist, als wenn man es intraperitoneal gibt. Das gilt gerade auch für Barbiturate; wenn wir eine gewisse Menge intravenös schnell geben, dann führt das zu Kreislaufdepressionen, zum Kreislaufstillstand. Dieselbe Menge intraperitoneal verabfolgt, wird ohne weiteres toleriert.

Gürtner, Th., Frankfurt (Main): Ich wollte zur Diskussion stellen, ob es zum cortical-inhibitorischen Effekt auch einen spinal-inhibitorischen Effekt gibt. Unsere klinischen Untersuchungen sprechen dafür, daß bei der Kombination mit Ketamine, wo spinale Muskelzuckungen auftreten, diese durch Gamma-OH beseitigt werden.

Bushart, W., Hamburg: Ich habe vorhin schon darauf hingewiesen, daß Untersuchungen russischer Autoren vorhanden sind, die für eine spinale Hemmung durch Gamma-Hydroxibuttersäure sprechen.

Klinische Erfahrungen mit dem Äthylester der Gamma-Hydroxibuttersäure

Von I. Bessert

Um der Frage der Verwendbarkeit des Äthylesters der Gamma-Hydroxibuttersäure in der allgemeinen Anaesthesie nachzugehen, haben wir zunächst vier Mononarkosen mit diesem Medikament durchgeführt. Bei kleinen chirurgischen Eingriffen (s. Film) wurde der Äthylester in einer Dosierung von 4 g/pro Patient angewandt. Die Prämedikation erfolgte mit 0,5 mg Atropin intravenös. Unter der Injektion des Äthylesters der Gamma-Hydroxibuttersäure (LK 240) wurden Intimaschmerzen geklagt, die schnell wieder nachließen. Bei zunächst 2 g LK 240 i.v. blieb der Patient erweckbar. Erst die folgenden 2 g i.v. ließen ihn langsam einschlafen, begleitet von klonischen Zuckungen der Extremitäten. Auf den Schmerzreiz des chirurgischen Eingriffs erfolgte Abwehrreaktion. Muskelerschlaffung bestand nicht. Postoperativ kam es in allen vier Fällen zu Übelkeit und Erbrechen.

Wenn man das Mittel an den Forderungen an eine Narkose:

Hypnose
Analgesie
Muskelrelaxation
vegetative Blockade

mißt, ist lediglich ein hypnotischer Effekt nachzuweisen. Beim Einsatz im Rahmen einer Kombinationsnarkose müssen daher Analgesie, Muskelrelaxation und vegetative Blockade durch andere Medikamente herbeigeführt werden.

Entsprechend diesen Überlegungen erhielten 50 Patienten eine Kombinationsnarkose mit dem Äthylester der Gamma-Hydroxibuttersäure. Es handelte sich um 23 Frauen und 27 Männer im Lebensalter zwischen 15 und 78 Jahren, vorwiegend in höherem Lebensalter. Das Körpergewicht lag zwischen 48 und 81 kg. Anamnestisch wurden weder Schlafmittel noch Analgetika gebraucht, weder Alkoholabusus noch ein Anfallsleiden angegeben.

Die Art des chirurgischen Eingriffes geht aus Abbildung 1 hervor. Es finden sich hier im wesentlichen Operationen im Bereich des Intestinaltraktes, urologische Operationen und Eingriffe im Rahmen der Schilddrüsen- und Extremitätenchirurgie.

Tabelle 1. Zusammensetzung des Krankengutes bei Narkosen mit dem Äthylester der Gamma-Hydroxibuttersäure

	♂	♀	insges.
Abdominalchir.	5	7	12
Geschwulstchir.	3	8	11
Schilddrüsenop.	1	2	3
Extremitätenchir.	3	2	5
Fistelop.	1	2	3
Urologische Op.	14	2	16
	27	23	50

Die Prämedikation erfolgte am Abend vor der Operation mit Luminal, Diazepam oder Nitrozepam und Mepazin.

Am Morgen der Operation wurden

29 Patienten 100 mg Mepazin per os und Atropin 0,0005 i.m.

10 Patienten Thalamonal 1,5 ml und Atropin 0,0005 i.m. und

7 Patienten nur Atropin 0,0005 i.m.

verabreicht. Bei vier Kranken ist die Art der Prämedikation nicht festgehalten worden.

Wenn man das Ergebnis der Prämedikation in gut (I), mittel (II), leicht (III) und nicht (IV) sediert einteilt, so waren die mit Phenothiazin vorbehandelten Patienten in die Gruppe III, nach Thalamonal in die Gruppe I–II einzuordnen.

Die Narkoseeinleitung erfolgte mit 2 g LK 240 i.v., wobei die in Ampullenform vorliegende Substanz mit destilliertem Wasser auf 20 ml verdünnt wurde. Die kürzeste Injektionsdauer betrug 35 sec, die längste 6 min, im Mittel 2–3 min.

Zur Analgesie benutzten wir Fentanyl, welches teils sofort, spätestens bis zu 14 min nach der Gabe von LK 240 in einer Dosierung von 0,2 bis 0,4 mg intravenös verabfolgt wurde. Die endotrachelae Intubation wurde unter Succinylcholin (50–100 mg i.v.) durchgeführt. Zur anschließenden Muskelrelaxation diente d-Tubocurarin oder Alloferin. Die kontrollierte Beatmung erfolgte mit einem Lachgas-Sauerstoff-Gemisch im Verhältnis 4:2 l/Minute.

Bei der intravenösen Gabe des Äthylesters beobachteten wir spontane Schmerzäußerungen an der Einstichstelle und im Verlauf der aufsteigenden Venen bei 9 Patienten, von denen sicher 6 das Medikament in einer kürzeren Zeit als 2 min injiziert bekamen. Wenn man die Injektionsgeschwindigkeit verlangsamte, verschwanden die Schmerzen wenige Sekunden später. Ein nachhaltiger Intimareiz oder Thrombosen wurden nicht registriert.

Allgemeine Unverträglichkeiten konnten nicht nachgewiesen werden.

Unter der Wirkung der Prämedikation, von LK 240 und von Fentanyl schliefen die Patienten innerhalb von wenigen Minuten ein. Klonische Zuckungen der Extremitäten, die bei der Mononarkose mit Gamma-Hydroxibuttersäure wie oben angeführt ein beträchtliches Ausmaß annahmen, wurden bei der Kombinationsnarkose nicht oder in abgemildeter Form beobachtet.

Bei 3 Patienten kam es zu einer spontanen Blasenentleerung in der Einschlafphase.

Bevor Fentanyl zugesetzt wurde, waren die Kranken erweckbar.

Die Atmung war in der Einleitungsphase frei und – solange keine zu hohe Dosis Fentanyl gegeben wurde – vom klinischen Aspekt her regelmäßig und ausreichend tief.

In vielen Fällen zeigte sich eine Bradykardie bis zu einer Frequenz von 40 pro Minute, die durch eine Nachinjektion von Atropin beherrscht werden konnte.

Der anfänglich gewonnene Eindruck, daß Gamma-Hydroxibuttersäure zu einer ausgeprägten Blutdrucksteigerung führt, ließ sich bei Durchsicht aller Unterlagen nicht sicher bestätigen. In der Regel lag der systolische arterielle Blutdruck infolge der Wirkung der Prämedikationsmittel bei der Narkoseeinleitung tiefer als bei der Aufnahmeuntersuchung. Nach der Intubation erfolgte ein Anstieg auf das Niveau des früher registrierten Blutdruckes und in einigen Fällen noch etwas darüber hinaus. Dieser Wert wurde dann während der ganzen Operation – sofern nicht andere Faktoren wie Volumenverlust hinzukamen – erstaunlich konstant gehalten.

Nicht selten kam es zu einer Tränensekretion, die durch weitere Gaben von Fentanyl nicht zu beeinflussen war, aber auch nicht mit anderen gewohnten Zeichen einer zu flachen Narkose korreliert werden konnte.

Dauerte der Eingriff länger, waren die Patienten am Ende der Operation nach Absetzen von Lachgas ansprechbar und bewußtseinsklar. Wenn sie nach dem Exturbieren in Ruhe gelassen wurden, schliefen sie wieder ein, waren aber durch äußere Reize, insbesondere durch Anruf, sofort kurzfristig zu wecken und für die Zeit, da man sich mit ihnen beschäftigte, voll orientiert. Wandte man sich ab, schliefen sie wieder ein. Eine durchgehend wache Bewußtseinslage stellte sich erst in den nächsten 1–2 Std ein.

Die Atmung war genau wie in der Einleitungsphase regelmäßig und ausreichend tief.

Wie bei der Mononarkose zeigte sich auch bei der Kombinationsnarkose mit Gamma-Hydroxibuttersäure Übelkeit und Brechreiz in der postoperativen Phase, zum Teil erst Stunden später.

Auffällig war jedoch, daß dieses Erbrechen nur bei den mit Phenothiazin oder Atropin allein prämedizierten Patienten auftrat, nicht aber, wenn Thalamonal vor der Narkose gegeben wurde. Hierbei muß Dehydrobenzperidol als der in Frage kommende Wirkstoff angesehen werden. Die Dauer

Tabelle 2. Abhängigkeit von Brechreiz bzw. Erbrechen nach Narkose mit dem Äthylester der Gamma-Hydroxibuttersäure von der Art der Prämedikation

Prämedikation	Brechreiz/ Erbrechen	kein Erbrechen	keine Angaben	insges.
nur Atropin	5	1	1	7
Atropin und Pacatal	9	18	—	27
Atropin und Thalamonal	∅	12	—	12
keine Angaben	—	—	4	4
	14	31	5	50

der postoperativen Schmerzfreiheit war bemerkenswert, so daß Analgetika in der Frühphase selten gegeben werden mußten.

Zusammenfassend kommt man im wesentlichen zu folgenden Ergebnissen:

Der Äthylester der Gamma-Hydroxibuttersäure hat in der angegebenen Dosierung lediglich einen hypnotischen Effekt. In Kombination mit Fentanyl als Analgetikum und Muskelrelaxantien ist mit diesem Mittel eine Narkose für chirurgische Eingriffe möglich. Da LK 240 keine vegetative Blockade vermittelt, muß die Prämedikation gezielt eingesetzt und hoch genug dosiert werden. Zur Prämedikation eignet sich Dehydrobenzperidol, welches in Thalamonal enthalten ist.

Ein Vorteil der Verwendung von LK 240 in einer solchen Kombinationsnarkose gegenüber anderen Narkoseverfahren ergibt sich aus dem Verhalten von Atmung (bei Anwendung ohne Muskelrelaxantien) und Kreislauf. Weiterhin sind zu nennen: frühzeitige Wiederansprechbarkeit und Kooperabilität des Patienten bei langer Schmerzfreiheit.

Die Beobachtung, daß nach Gabe von LK 240 der Blutdruck bei unseren normotonen bzw. hypertonen Patienten nicht abfällt, sondern eher ansteigt, legt die Vermutung nahe, daß sich ein gleiches Verhalten bei Kranken mit bestehender oder drohender Erniedrigung des Blutdruckes zeigt. Eine weiterführende Untersuchung müßte sich daher mit einem hypotonen Personenkreis befassen. Im Zusammenhang mit der Anaesthesie bei Hypertonikern muß noch weiter geklärt werden, ob diese unter Gamma-Hydroxibuttersäure ihren essentiellen Hochdruck aufrechterhalten, den sie sonst unter Belastung auch haben, oder aber, ob eine zusätzliche Blutdrucksteigerung auftritt, die eine Gefährdung des Patienten darstellen könnte.

Um die Belästigung des Patienten durch Intimareizung bei zu schneller Injektion des Mittels zu umgehen, sollte die Applikation von LK 240 per infusionem erörtert werden.

Monoanaesthesie und Kombinationsanaesthesie mit dem Äthylester der Gamma-Hydroxibuttersäure

(Filmdemonstration)

Von **I. Bessert**

Kamera: **G. Ehmann**

Der Film zeigt die Gegenüberstellung einer Monoanaesthesie und einer Kombinationsanaesthesie mit dem Äthylester der Gamma-Hydroxibuttersäure. Im ersten Teil wird ein subcutan gelegener Glassplitter bei einem normalgewichtigen männlichen Erwachsenen allein in Gamma-Hydroxibuttersäure entfernt. Die Prämedikation erfolgt mit 0,5 mg Atropin i.v. Anschließend werden 2 g LK_{240} zügig gespritzt. Der Patient klagt unter der Injektion über Intimaschmerzen, die aber schnell wieder nachlassen. Eine Viertelstunde nach Injektionsende stellen sich motorische Entäußerungen der unteren Extremitäten ein. Der Patient ist noch ansprechbar, wenn auch müde. Es werden jetzt fraktioniert weitere 2 g LK_{240} gegeben. Der Patient schläft nun ein. An den oberen Extremitäten werden Kloni deutlich, die zunehmen.

Beim Versuch der Entfernung des Glassplitters zuckt der Patient unter dem Hautschnitt zurück. Es besteht also keine ausreichende Analgesie. Aus diesem Grund wird zusätzlich eine Lokalanesthesie gesetzt und der Eingriff kann durchgeführt werden. Der Patient erwacht schnell. $1^1/_2$ Std nach Injektionsende ist er so weit wach, daß er auf die Station zurückverlegt werden kann. Der Blutdruck blieb während des ganzen Narkoseverlaufs unbeeinflußt. Unangenehme Erinnerungen oder Nachwirkungen bestehen nicht.

Der zweite Teil des Films zeigt eine Kombinationsnarkose bei einer erwachsenen normgewichtigen Patientin, bei der eine Unterarmfraktur reponiert werden sollte. Um den Intimareiz auszuschalten, werden zunächst 0,2 mg Fentanyl verabfolgt. Danach werden 2 g LK_{240} in etwa 2 min injiziert. Hierbei erfolgt keine Schmerzangabe. Bereits 1 min nach Injektionsende treten die bekannten motorischen Entäußerungen auf, die aber in der Kombination LK_{240} mit Fentanyl nicht so ausgeprägt sind. Knappe 6 min nach Injektionsende schläft die Patientin und es besteht eine so weitgehende Analgesie, daß die Braunüle ohne Abwehrbewegungen eingeführt werden kann. Darauf erfolgt Muskelrelaxation mit Succinylcholin, endotracheale Intubation und Beatmung mit Lachgas-Sauerstoff im Verhältnis 4:2 l/min. Der arterielle Blutdruck liegt im Bereich des Ausgangsniveaus. Die Reposition der Fraktur kann jetzt mühelos durchgeführt werden. Am Ende des Eingriffs kann die Patientin extubiert werden. Nachdem die Lachgas-Wirkung abgeflutet ist, ist sie auch erweckbar. Sich selbst überlassen, fällt sie aber wieder in einen Schlaf.

Diskussion

Gürtner, Th., Frankfurt (Main): Die Nebenwirkungen, Bradykardie, Tränensekretion, Erbrechen und spontane Blasenentleerung würde ich als cholinergische Effekte betrachten, und diese sind kompensierbar durch Droperidol. Ich würde annehmen, diese Nebenerscheinungen, die u. U. auch durch die Wirkung von Fentanyl potenziert werden, wären nicht aufgetreten, wenn die Phenothiazindosis evtl. höher gewesen wäre. Fentanyl hat als Opiatabkömmling neben dem atemdepressiven und analgetischen Effekt sicher auch einen emetischen. Deshalb wurde ja auch in der Neuroleptanalgesie Fentanyl mit einem entsprechend starken Neurolepticum kombiniert.

Bessert, I., Hamburg: Wir haben drei Mononarkosen mit LK_{240} durchgeführt. Diese Patienten hatten in der Prämedikation nur Atropin erhalten und kein Fentanyl. Alle 3 Patienten zeigten Brechreiz, in 2 Fällen traten spontane Blasenentlerungen auf.

Roos, D., Hamburg: Blasenentleerungen traten bei den fünf ersten Mononarkosen mit Gamma-OH nicht auf. Ein weiterer Gesichtspunkt: Bisher war nur von der Toxicität der Narkose die Rede und von der Dosis letalis; aber ein Anaestheticum sollte ja nicht nur nach den Sofortwirkungen beurteilt werden, sondern auch nach den längerdauerenden Wirkungen, ich meine hier die Leber- und Nierentoxicität. Dazu die erste Frage an Frau Dr. Frahm: Bestehen hierüber tierexperimentelle Untersuchungen? Die zweite Frage an Frau Dr. Bessert: Sind genauere Laborkontrollen gemacht worden bei Ihren Narkosen? Ich kann dazu sagen, daß bei den 5 ersten Versuchsnarkosen auch nur ein orientierender Überblick gewonnen wurde mit Blutbild, GPT-Werten, klinischen Gerinnungsprüfungen, Gerinnungszeit, Blutungszeit, Rumpel-Leede, Prothrombinzeit sowie Kalium im Serum und im Erytrocyten. Diese Untersuchungen ergaben keine Besonderheiten, d. h., es blieben alle Werte ziemlich konstant, abgesehen von einem leicht erniedrigten Kaliumspiegel im Plasma. Daher die Frage, ob anderenorts entsprechende Analysen durchgeführt wurden, da konstante Laborparameter einen wesentlichen Vorteil darstellen.

Bushart, W., Hamburg: Herr Roos hat unsere damaligen Untersuchungen von der Laborseite her ergänzt.

Frahm, M., Hamburg: Außer den vorgetragenen Untersuchungen haben wir bisher keine weiteren Parameter bestimmt.

Horatz, K., Hamburg: Die Blutdrucksteigerungen, die wir gesehen haben, sind doch etwas mehr diskussionswürdig. Ich weiß nicht, ob ein Kardiologe hier ist, der dazu Stellung nehmen könnte. Wir sollten doch gerade das berücksichtigen, was schon Frau Bessert vorgetragen hat: Bei Hypotonikern ist die Blutdrucksteigerung nicht unerwünscht. Wenn ich die Patienten betrachte, die schon einen systolischen Ausgangswert über 160, 180 haben, der durch Gamma-OH manchmal bis zu 200, 210 klettern kann, dann muß ich ganz ehrlich sagen, daß mir das nicht sehr sympathisch ist. Noch ein Wort zur Venenverträglichkeit: Ich habe lange genug mit Steroidnarkosen gearbeitet, aber der dabei auftretende Venenreiz, der durch Fentanyl abgefangen werden kann, ist sehr unangenehm. Wie Fräulein Bessert schon andeutete, läßt sich dieser Effekt ausschalten, indem man Gamma-OH per infusionem gibt. Man muß ja sowieso etwas mehr Zeit für diese Narkosen aufwenden. Aber man sollte sich doch im Tierexperiment, wie wir das damals auch gemacht haben, damit befassen, ob histologische Veränderungen der Intima auftreten, so wie wir das damals im Anfangsstadium von Estil beobachteten.

Klöpfel, J., Hamburg: Herr Rittmeyer hatte mich gebeten, aus der Sicht des in der Kreislaufabteilung tätigen Internisten zu dem von ihm beobachteten Kreislaufphänomen im Hinblick auf die Blutdrucksteigerung und die Bradykardie Stellung zu nehmen. Dazu darf ich kurz vielleicht noch einmal auf die Grundprinzipien der Kreislaufregulation zurückgreifen. Wenn wir den Blutdruck als Stellgröße im Kreislauf-Regulationssystem nehmen, dann ist die grundsätzliche Steuerung der Blutdruckregulation für akute Phasen eine *nervale* Steuerung. Sie geht über den Meßfühler der Baroreceptoren in der Wand der Arteria carotis im Carotis-Sinus sowie über die Baroreceptoren in der Aorta ascendens, wo Störgrößen über Meßfühler und über die afferente Reflexbahn dann in die Medulla oblongata zum Vasomotoren- und Herzzentrum mitgeteilt werden, und von dort werden dann wieder zur Korrektur efferente Impulse an die Effektormechanismen, in diesem Fall das Herz und die Peripherie, gegeben, um dann die Regelgröße so zu beeinflussen, daß die Störgröße möglichst vermindert wird. Die Effektormechanismen sind also einmal das Herz und zum zweiten die peripheren Gefäße, die präkapillären Sphinktergefäße. Dieser Mechanismus geht vorwiegend über den Sympathicus, der Parasympathicus spielt dabei keine so entscheidende Rolle, lediglich Tonusänderungen durch den Sympathicus sind im allgemeinen hierfür verantwortlich. Auf die untergeordneten lokalen Regelmechanismen braucht in diesem Zusammenhang nicht eingegangen zu werden. Wenn wir unter diesem Aspekt von den Einflüssen der übergeordneten Zentren, also Hypothalamus, Cortex und limbisches System, absehen, dann wäre eine hypothetische Erklärung insofern möglich, als wir annehmen könnten, daß evtl. das Medikament Alpha-Rezeptoren stimuliert, ich denke da an die Hypothesen von ALQUIST, und in der Peripherie eine vermehrte Ansprechbarkeit auf Noradrenalin macht bzw. Noradrenalin-ähnlich wirkt, auch eine Vasokonstriktion hervorruft. Der mehr oder weniger starke Anstieg des Blutdrucks bewirkt reflektorisch dann über den Regelkreis einen Vagusimpuls, der am Herzen angreifen kann, weil am Herzen weniger Alpha-Receptoren als Beta-Receptoren vorhanden sind, so daß also auch eine Herzwirkung des Präparates im Sinne einer Tachykardie nicht zu erwarten ist. Diese Vaguseffekte können in der Peripherie wegen der Besetzung durch dieses Präparat nicht wirksam werden. Es wäre also bei grundsätzlicher Vasoconstrictionsneigung im Sinne einer Alpha-Receptorenstimulation über den anschließenden Regelmechanismus die Bradykardie zu erklären. Ein reiner Vaguseffekt, wie auch die übrigen vegetativen Funktionen zeigen, ist nicht ganz vorstellbar, denn dann wäre die Regulation des Blutdruckes zur Norm oder über die Norm hinaus nicht zu erklären. Wie gesagt, das also nur als Hypothese, wie man das vielleicht erklären könnte. Dazu müßte man aber, um Anhaltspunkte für diese Angriffsmechanismen zu haben, einmal neben der Pulsfrequenz systolischen und diastolischen Blutdruck berücksichtigen, um entscheiden zu können, inwieweit Schlagvolumenvermehrung stattfindet, inwieweit eine Constriction der Peripherie mit Anstieg des diastolischen Blutdruckes stattfindet, und man müßte möglichst noch, was ja heute mit der Thermodilutionsmethode gut möglich ist, eine Messung des Herzminutenvolumens durchführen, um dann evtl. immer noch ohne Berücksichtigung der zusätzlichen Medikamente, die meist gegeben werden, Angriffsmöglichkeiten entweder am Herzen direkt, in der Peripherie oder kombiniert auch im Zusammenhang mit dem Zemtrum erörtern zu können. Das aus der Sicht der Kreislaufregulation.

Horatz, K., Hamburg: Dabei sollte man aber vielleicht jetzt hier festhalten, daß man Untersuchungen macht

a) bei der Mononarkose und
b) bei den vielen hier schon angedeuteten Kombinationsnarkosen.

Soweit ich bei uns feststellen kann, ist bei der Mononarkose ein so signifikanter Blutdruckanstieg in der ersten Serie nicht zu sehen gewesen, während jetzt bei unseren Kombinationsnarkosen daran nicht vorbeizugehen ist.

Wilske, I., München: Ich möchte zunächst ankündigen, daß wir in unserem Patientengut, über das ich heute nachmittag berichten werde, die Hypertoniker nicht ausgeklammert haben. Wir verfügen also auf diesem Gebiet über einige Erfahrungen, aber es handelt sich auch hier um eine Kombinationsnarkose bzw. um eine Somsanit-Narkose im Anschluß an eine gewöhnliche Barbiturat-Lachgas-Sauerstoff-Fluothan-Narkose, demnach um etwas andere Verhältnisse. Zum zweiten möchte ich über ein Phänomen berichten, das wir gefunden haben und das uns nach den Berichten von heute Vormittag nicht ganz erklärlich ist. Wir haben beobachtet, daß zwar Brechreiz oder auch Erbrechen nach Gamma-Hydroxibuttersäure auftritt, daß dieser Brechreiz aber durch eine Nachinjektion durchbrochen wird, und zwar regelmäßig und ganz zuverlässig.

Bushart, W., Hamburg: Ich darf beitragen, daß wir bei den Untersuchungen mit der Mononarkose, die wir angestellt haben, diesen Trend zur Blutdruckerhöhung nicht beobachten konnten: Wir konnten nur wesentliche Blutdruckveränderungen registrieren in Verbindung mit vegetativen Krisen. Dann zur Wirkung der Nachinjektion: Wir haben auch bei den tiefen Narkosen nur noch das Würgen gesehen, nicht mehr das Erbrechen; das Erbrechen nur im Anfluten der Narkose, also in weniger tiefen Narkosephasen. Zum dritten möchte ich selbst doch für eine zentrale Vagus-Übererregung plädieren, selbstverständlich periphere Stellgrößen miteingerechnet. Denn wir haben enge Pupillen, wir haben die Bradykardie, die ja doch auch zentral gesteuert sein könnte. Wir haben Tränenfluß und wir haben Speichelfluß beobachtet: Tränenfluß und Speichelfluß haben wir auch in der Mononarkose gesehen. Und ich möchte meinen, die Atropinmedikation genügt nicht, um diese Übererregtheit des vagischen Systems zu unterbinden, so daß man vielleicht in dieser Richtung therapeutisch denken sollte.

Fischer, H., Kiel: Mir ist bei Somsanit-Narkosen bei Prämedikation mit Thalamonal in der üblichen Weise der recht hohe Prozentsatz klonischer Reaktionen aufgefallen, die häufig stärker waren als hier im Film gezeigt. Ich mußte mehrfach auf Barbiturate zurückgreifen, allerdings mit der prompten Wirkung einer Beruhigung. Es war lediglich die Narkose-Einleitung mit Somsanit, die mich negativ beeinflußte, die Narkoseführung war nicht besonders gestört. Auffallend positiv war das von Ihnen, Herr Rittmeyer, genannte Erwachen. Ich würde sagen: es war ein schlagartiges Erwachen. Von Schwestern wurde berichtet, daß der Patient eben noch zu schlafen schien, dann öffnete er die Augen, er war orientiert, er war ansprechbar und auch praktisch aktiv, also ein auffallend frisches und plötzliches Erwachen. Von dieser Seite her ein positiver Eindruck; aber wegen der langsamen Einleitungsphase und der damit verbundenen krampfartigen Seiteneffekte habe ich das Verfahren dann nach einer Serie von 50 Narkosen wegen der Art unseres Operationsbetriebes wieder verlassen.

Eberlein, H. J., Berlin: Die LD_{50} ist ja ausschließlich eine Zahl. Die sind alle tot. Die Frage ist, was machen die anderen 50%? Die sind zwar nicht tot, aber wie gut sind die noch? Sie haben ja begonnen zu differenzieren, mit 2 Std und 24 Std, glaube ich. Aber das ist ja wohl schon das Eingeständnis, daß die LD_{50} eine sehr pauschale und ungenaue Angabe ist, nur sehr genau, was die Toten anlangt. Da müßten doch noch Unterteilungen gemacht werden. Und dann sagen Sie: Gestorben sind die Tiere an der Atemlähmung. So gesehen, geben wir ja von Fentanyl mindestens eine LD_{50}, das geht gut, weil wir diese Patienten alle beatmen. Wenn man nun diese Tiere beatmen würde, wäre die Frage, ob sich die LD_{50} nicht ganz wesentlich ändern würde. Eine induzierte Atemlähmung gehört für uns heute in der klinischen Anaesthesie zur Routine. Atemdepression, Atemlähmung gibt aber einen Begriff von LD_{50}, der vielleicht heute gar nicht mehr zutrifft. Er ist zwar pharmakologisch richtig, aber klinisch irrelevant.

Frahm, M., Hamburg: Wir sehen hier eigentlich das typische Beispiel dafür, wie schwer es ist, daß Chemiker und Theoretiker oder Pharmakologen sich verstehen können. Natürlich spielt unser Begriff LD_{50}, d. h. die mittlere tödliche Dosis, die Dosis, die 50% der Tiere tötet, für die Klinik überhaupt keine Rolle. Erstens, weil Sie das gar nicht ausprobieren wollen, und zweitens, weil Sie ja sowieso a) andere Mittel geben, b) sofort Nebenwirkungen auffangen, c) intubieren, d) eine Infusion anlegen und ähnliche Dinge. Die LD_{50} spielt in der Klinik für die Kenntnis eines Mittels keine echte Rolle, das gebe ich hier unumwunden zu. Um ein Mittel aber überhaupt in einen vorhandenen Rahmen einordnen zu können, ist dieser Wert, so isoliert, wie er dasteht, absolut wichtig. So nur kann man sagen, dieser Stoff ist beispielsweise giftiger als Pentobarbital in seiner Eigenwirkung ohne Beeinflussung durch andere Hilfsmittel. Ohne diesen Parameter könnten wir ins Uferlose kommen, um überhaupt eine Dosis zu bestimmen, nach der wir uns ausrichten können, nach der wir die Substanz auch beurteilen. Die Bestimmung als solche hat natürlich gewisse Schwierigkeiten; sie ist schematisiert worden wie alle Tierversuche, die zur Routine werden.

Wir können da nicht wesentlich variieren. Das Entscheidende ist, daß man ansteigende Dosen bei Zehner-Gruppen von Tieren spritzt und nun beobachtet. Wir beobachten natürlich nicht nur die 2- und die 24-Std-Toxicität, sondern während 2 Std, 4 Std, 6, 8, 12 und 24 Std. Danach definieren wir, wie ungefähr die Intoxication zeitlich verläuft.

Wenn Sie mich nach den überlebenden Tieren fragen, so muß ich Ihnen sagen: diejenigen, die den Äthylester der Gamma-Hydroxibuttersäure bekommen haben, waren nach 4 Std wach. Es ist also weder ein Tier gestorben, noch ist ihm sonst etwas passiert. Dies ist anders beim Natriumsalz. Hier liegen die Tiere tatsächlich im Durchschnitt 12 Std, ohne zu sterben. Oder die Tiere sterben innerhalb von 2 Std und der Rest schläft weiter; sie wachen im Laufe von 12–24 Std auf oder wurden am nächsten

Morgen innerhalb dieses Zeitabstandes tot aufgefunden. Was sich da ereignet hat, können wir nicht beobachten, es ist bei Mäusen ohnehin sehr schwierig.

Wichtig ist dieser Wert, wie gesagt, zur Einordnung und zum anderen, um eben die therapeutische Breite, d. h. das mögliche Risiko bei alleiniger Anwendung des Stoffes zunächst erst einmal zu definieren.

Um die Frage von Herrn Dr. Rittmeyer noch mit anzuschneiden: Sie können die Dosis niemals vom Tier auf den Menschen übertragen. Es gibt keinen Faktor, von dem man sagen kann, die LD_{50} und die Wirkdosis beim Tier sind soundso, wir müssen also diesen oder jenen Faktor einbauen, um die Wirkdosis beim Menschen zu bekommen. Die Empfindlichkeit wechselt von Tierspecies zu Tierspecies und auch zum Menschen. Ich habe es mir eben ausgerechnet: Wir haben z. B. im Verhältnis zur Schlafdosis Mensch und Meerschweinchen bei Gamma-Hydroxibuttersäure-Äthylester einen Faktor von 1:13, d. h., das Meerschweinchen braucht praktisch das 13fache pro kg gerechnet wie der Mensch. Und bei den Barbituraten haben wir bestenfalls einen Faktor von 1:2. So sehr ist hier der Speciesunterschied gegeben, und es hat wahrscheinlich sehr viel mit dem Angriffspunkt im zentralen Nervensystem zu tun; wir wissen nichts darüber. Daß die eine Substanz etwa doppelt so wirksam ist wie die andere, ist das einzige, was wir aufgrund unserer Experimente dem Kliniker sagen können.

Bushart, W., Hamburg: Wir kommen nun zum Schluß der Vormittagssitzung. Ich darf abschließend mit einer gewissen Befriedigung feststellen, daß das, was von klinischer Seite an Phänomenen, Überlegungen und Erfahrungen vorgetragen worden ist, sich durchaus mit den hypothetischen Vorstellungen, die sich aus unseren Untersuchungsergebnissen herleiten, decken läßt.

Rittmeyer, P., Hamburg: Ich habe Herrn Dr. Köhler gebeten, uns zu Beginn der Nachmittagssitzung zu sagen, warum er außer am Natriumsalz der Gamma-Hydroxibuttersäure, dem eingeführten Präpatat Somsanit, an der Entwicklung des Äthylesters gearbeitet hat.

Köhler, F., Alsbach: Ausgangspunkte unserer Untersuchungen waren zwei Hypothesen über Wirkungsmechanismus und Wirkstoff.

Laborit nimmt an, daß der primäre Angriffsort des Natriumsalzes der Gamma-Hydroxibuttersäure in den Polarisationsmechanismen der Zellmembran zu suchen ist und daß hierbei das Natrium selektive, spezifische Funktionen ausübt. Durch Natrium-Gamma-Hydroxibutanat soll eine fixierte Hemmung der Depolarisation eintreten. Unterstützt wird diese Hypothese dadurch, daß man unter Somsanit in der Tat eine intracelluläre Kaliumanreicherung und eine Hypokaliämie im Serum beobachten kann.

Wir haben daher eine Reihe von Salzen der Gamma-Hydroxibuttersäure mit ein- und zweiwertigen Kationen wie Kalium, Lithium, Calcium, Magnesium und andere geprüft und gefunden, daß die narkotische Wirkung nicht an das Natriumion gebunden ist, vielmehr stets mit etwa gleicher Intensität bei allen Salzen erscheint, wenngleich mit quantitativ differenzierbaren Seiteneffekten. So sind bei Mäusen die klinisch-tonischen Reaktionen unter dem Einfluß des Calciumsalzes ganz auffallend verstärkt und zeitlich verlängert, sowohl im Einschlaf- als auch im Excitationsstadium.

Die zweite Hypothese ergab sich aus den Untersuchungen von BESSMAN und FISHBEIN, welche die Bildung von Gamma-Hydroxibuttersäure im Gehirn aufgeklärt haben, wie dies heute Vormittag Herr Dr. RITTMEYER dargestellt hat. In diesem Zusammenhang wurde von BESSMAN und SKOLNIK auch die Anwesenheit des korrespondierenden Lactons, also des Gamma-Butyrolactons, im Gehirn der Säugetiere entdeckt. Da beide Substrate in einer äquivalenten Verteilung vorliegen, wurde daraus der Schluß gezogen, daß der eigentliche Wirkstoff nicht das gamma-hydroxibuttersaure Natrium sei, sondern das Gamma-Butyrolacton. Um dieses Problem zu klären, haben wir das Grundgerüst der Gamma-Hydroxibuttersäure

$$\begin{array}{c} R_1\text{—}\underset{R_4}{CH}\text{—}CH_2\text{—}\underset{R_3}{CH}\text{—}CO\text{—}R_2 \end{array}$$

an den mit R_1, R_2, R_3 und R_4 bezeichneten Stellen deriviert. Dabei konnten folgende Ergebnisse ermittelt werden:

1. Wenn der Säurerest in R_2 durch eine intra vitam hydrolisierbare Gruppe ausgetauscht wird, z. B. durch irgendeinen Alkoholrest, bleibt die narkotische Wirkung der neuen Struktur, wie die Ausführungen von Frau Dr. FRAHM gezeigt haben, voll erhalten:

$$OH\text{—}CH_2\text{—}CH_2\text{—}CH_2\text{—}CO\text{—}OC_2H_5.$$

Dies ist die Formel des Gamma-Buttersäure-Äthylesters, dessen tierexperimentelle und klinische Eigenschaften heute erstmals in diesem Kolloquium dargestellt werden.

2. Wenn der Säurerest in R_2 durch eine intra vitam nicht oder nur schwer abspaltbare Gruppe substituiert wird, z. B. durch eine Amino- oder Hydrazid-Gruppe, geht der narkotische Effekt verloren.

3. Wenn in R_1 der Hydroxylwasserstoff durch einen Alkylrest substituiert, die Alkoholstruktur also in eine Ätherformel überführt wird, dann zeigt diese Gamma-Alkoxi-Buttersäure bzw. deren Natriumsalz keine narkotische Wirkung.

4. Wenn aber in der Gamma-Stellung R_1 den Charakter einer elektrophilen Struktur hat bzw. wenn anstelle der OH-Gruppe beispielsweise ein Halogen steht, dann hat diese Verbindung, z. B. das Natriumsalz der Gamma-Chlorbuttersäure,

$$Cl\text{—}CH_2\text{—}CH_2\text{—}CH_2\text{—}COONa$$

dieselben Eigenschaften wie die Gamma-Hydroxibuttersäure. Wie wir gleich sehen werden, ist diese Feststellung wichtig für die Kritik der Lacton-Hypothese von BESSMAN und FISHBEIN.

5. Wenn in der Alpha- oder Beta-Stellung, d. h. R_3 und/oder R_4, durch ein elektroneutrales Radikal ersetzt wird, durch eine Alkyl- oder Arylgruppe, dann besitzt eine derartig derivierte Gamma-Hydroxibuttersäure keinen narkotischen Charakter.

Wird die Kenntnis mit einbezogen, daß hohe Buttersäuredosen eine leicht narkotische Wirkung auslösen, dann ergibt sich aus unserer Versuchsreihe folgende Regel: Gamma-Hydroxibuttersäure läßt sich ohne Verlust ihrer narkotischen Eigenschaften in den Positionen R_1 und R_2 substituieren, wenn R_1 elektrophilen Charakter hat und R_2 im Organismus die Rückbildung der Carboxyl-Gruppe erlaubt. Aliphatische oder aromatische Substituenten in R_3 und R_4 löschen den narkotischen Effekt der Gamma-Hydroxibuttersäure vollständig aus, obgleich diese keine sterische Behinderung bei der inneren Anhydridbildung, d. h. bei der Umwandlung in das Gamma-Butyrolacton, verursachen. Nun könnte gesagt werden, daß eben ein solcherart deriviertes Lacton strukturell so weit von der Grundsubstanz abweicht, daß dadurch dessen pharmakologische Wirkung völlig umorientiert ist. Diesem Argument wäre aber entgegenzuhalten, daß aus dem Natriumsalz der Gamma-Chlor-Buttersäure unter physiologischen Bedingungen das korrespondierende Lacton

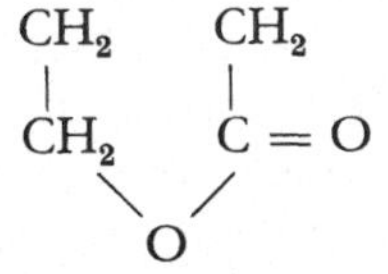

$$\begin{array}{ccc} CH_2 & & CH_2 \\ | & & | \\ CH_2 & & C=O \\ & \diagdown \; \diagup & \\ & O & \end{array}$$

nicht gebildet werden kann. Daraus läßt sich also folgern, daß die Lacton-Hypothese, nach der die narkotischen Effekte von dem Lacton der Gamma-Hydroxibuttersäure ausgehen, keine reale Basis hat.

Der hier erstmals behandelte Gamma-Hydroxibuttersäureester war also nicht nur ein Ergebnis unserer Studien zu dem interessanten Thema Konstitution und Wirkung, sondern auch das Ergebnis gezielter Maßnahmen zur rationelleren Beherrschung einer technologischen Problemstellung. Bei der sehr einfachen Synthese des Natrium-Gamma-Hydroxibutanats aus dem Butyrolacton durch Verseifung mit Natriumhydroxid entsteht eine Reihe von Nebenprodukten, deren Abtrennung auf dem Weg unrationeller Kristallisationsvorgänge schwierig ist. Bei diesen Prozeduren, die für die Herstellung eines optimal reinen Natriumsalzes der Gamma-Hydroxibuttersäure, wie es in dem Präparat Somsanit vorliegt, unbedingt erforderlich sind, treten so hohe Verluste auf, daß auch dieser Aspekt dazu aufgefordert hat, ein leichter zu reinigendes Derivat in die Hände zu bekommen, das sich selbstverständlich von den Eigenschaften des Somsanit nicht negativ unterscheiden darf.

Das technologische, fabrikatorische Ziel ist mit dem Ester erreicht worden. Die pharmakologischen Charakteristika des Esters sind nach den heute dargestellten Befunden dem Natriumsalz gegenüber nicht unterlegen, vielleicht sogar eher überlegen.

Rittmeyer, P., Hamburg: Herr Dr. GOEBEL wird uns nun über seine Erfahrungen mit Somsanit in der Geburtshilfe berichten.

Goepel, E., Elmshorn: Jeder Gynäkologe, der sich um die Geburtserleichterung und Geburtsbeschleunigung bemüht, weiß, daß es leicht ist, eine Mehrgebärende während der ganzen Zeit des Geburtsvorganges, also während der Eröffnungs- und Austreibungsperiode, im Schlaf zu halten, daß es aber bisher unmöglich war, eine Erstgebärende während der ganzen Eröffnungsperiode und Austreibungsperiode schlafen zu lassen. Wir haben versucht, mit lytischem Cocktail, mit Evipan-Dämmerschlaf, mit Neuroleptanalgesie dieses Ziel zu erreichen, ohne zum Erfolg zu kommen. Erst als wir die Arbeit von STAMM gelesen haben, haben wir versucht, aus Frankreich Gamma-OH einzuführen und haben die ersten Anaesthesien damit gemacht und waren überrascht, daß wir dieses Traumziel des Gynäkologen mit dem Präparat erreicht hatten. Für den Anaesthesisten ist es ja so, daß Somsanit eins unter vielen Anaesthesiemitteln ist. Für den Gynäkologen gibt es aber kein Ausweichpräparat neben Gamma-OH, so daß damit ein allererster Schritt getan ist, in der Geburtshilfe den Frauen, die eine komplette Schlafgeburt haben wollen, diese auch gewähren zu können. Unser technisches Vorgehen ist derart, daß wir bei Fingerdurchgängigkeit des Muttermundes und etablierter Wehentätigkeit, wenn also der Geburtsvorgang in Gang gekommen ist, eine Prämedikation mit Haloperidol und Dolantin durchführen, wie auch sonst bei den normalen Entbindungen. Sobald die Wehentätigkeit eingetreten ist, geben wir nochmals i. v. 50 mg Petidin und Atropin $^1/_4$ mg.

10 min danach, entsprechend der Vorschrift von STAMM, verabfolgen wir 4 g Gamma-OH. Wir haben festgestellt, daß man die folgenden 10 min die Patienten in Ruhe lassen, weder rasieren, untersuchen noch lagern soll, weil sie, wie wir auch aus der Vormittagssitzung wissen, noch sehr leicht weckbar sind und mit muskulären Reaktionen und Erbrechen reagieren können. Auch der obligatorische orale Tubus wird erst 10 min nach den 4 g Somsanit eingeführt. 10 min später fangen wir mit dem Wehentropf an, je nach Erfordernis, und können auf die Art und Weise ungefähr $1^1/_2$–2 Std Schlaf erreichen. In der Austreibungsperiode muß häufiger ein weiteres Anaestheticum gegeben werden. Früher haben wir nach den Vorschriften Trapanal hinzugefügt. Wir haben aber festgestellt, daß die Kinder

dabei atemdepressiv sind und haben umgestellt auf Lachgas, ich muß sagen, mit bestem Erfolg. Wir geben 25% Sauerstoff und 75% Lachgas über eine Maske während des ganzen Geburtsverlaufs und kommen so meist mit 4–6 g Somsanit bei einer Geburtsdauer der Erstgebährenden von durchschnittlich $3^1/_2$ Std aus. Die durchschnittliche Geburtsdauer einer Erstgebärenden beträgt 16 Std. Mit Gamma-OH läßt sie sich auf $3^1/_2$ Std reduzieren, wobei die $3^1/_2$ Std noch im Schlaf verbracht werden. Natürlich erleichtert die Schlafgeburt die Möglichkeit, die Geburt manuell zu forcieren durch Dilatation des Muttermundes und schließlich durch Vakuumextraktion. Die Preßtätigkeit der Frau ist durch den Schlafzustand gebremst, so daß man einen größeren Prozentsatz an Vakuumextraktion hat. Wir haben die Gamma-OH-Geburt nur in einer relativ kleinen Zahl von Fällen angewandt, nämlich in 10% unseres Krankengutes. In 4 Jahren haben wir so bei 5000 Entbindungen 500 Gamma-OH-Schlafgeburten durchgeführt, davon waren 200 Erstgebärende und 300 Mehrgebärende. Es hat sich herausgestellt, daß also bei den Erstgebärenden in etwa 70% und bei den Mehrgebärenden in 50% der Fälle eine Vakuumextraktion notwendig war. Dies wird natürlich das Veto anderer Gynäkologen hervorrufen. Man muß mir aber zugute halten, daß ich natürlich mit größter Vorsicht dem Kind gegenüber vorgehen mußte, und kein Risiko eingehen konnte. Ganz abgesehen davon, daß wir in der Klinik, in der ich arbeite, auf dem Standpunkt stehen, daß eine forcierte Geburtserleichterung in der heutigen Zeit indiziert sein sollte. Die Wirkung des Anaestheticums auf die Mutter und auf das Kind haben wir in dem letzten Jahr erst kontrollieren können durch die Anschaffung eines Elektrokardiotokographen, wobei wir die Herztöne des Kindes laufend kontinuierlich überwachen konnten und auch die Wehentätigkeit der Mutter. Die vorliegenden Kurven haben nicht ganz das bestätigt, was vorher vorausgesagt wurde, nämlich, daß die kindlichen Herztöne abfallen. Sie halten sich in normaler Höhe und das Hamachersche Gerät, das z. Z. als das beste kardiotokographische Gerät gilt, hat dabei sehr gute Kurven ergeben. Leider ist der Projektionsapparat hier etwas altersschwach, und es lassen sich die Kurven nicht so sehr gut demonstrieren. Aber man kann aus der Entfernung vielleicht in etwa sehen, wie die kindlichen Herztöne in der oberen Kurve und die Wehentätigkeit in der unteren Kurve sich verhalten. Daß Gamma-OH zur Anwendung gekommen ist, beweist die Tatsache der vertieften Atmung, die in den unteren Zacken hier deutlich sichtbar ist, und man kann daraus erkennen, daß also eine Beeinflußung des kindlichen Herzschlages durch Gamma-OH nicht erfolgt. Natürlich tritt das Gamma-OH durch die Placentaschranke auf das Kind über und das Kind wird schlafend geboren, das wäre ja auch nicht anders zu erwarten. Aber erstaunlicherweise ist die Atmung so ausreichend, daß der Prozentsatz an Fällen, wo eine Reanimation oder eine Intubation oder eine Pufferung mit Elektrolyten durchgeführt werden muß, nicht wesentlich gegenüber der Norm erhöht ist. Die Überwachung der Mutter zeigt, daß auch hier, das sieht man in der Kurve, die wir extra dafür ausgesucht haben, Erbrechen auftreten kann, das haben wir ja heute Vormittag schon gehört, daß das zu den Nebenerscheinungen leider gehört, allerdings haben wir keinen Todesfall oder Aspirationsfall in der Reihe gehabt. Auch war niemals eine Intubation erforderlich, obwohl wir die Gerätschaften dazu natürlich immer in Bereitschaft hatten. Es ist so, daß die Methode für die Geburtshilfe sicher einen neuen Schritt darstellt und es sich lohnen würde, wenn der große Bruder von der Universität die kleinen Provinzkrankenhäuser in der Richtung unterstützen würde, indem er ein besseres Material der Durchforschung liefert. Wir sind natürlich nicht in der Lage gewesen, eine fortlaufende Bestimmung des Basen-Säure-Haushaltes beim Säugling vorzunehmen, weder unter der Geburt noch hinterher, sondern haben uns darauf beschränken müssen, mit dem Astrup-Gerät, das wir haben, bei dem geringen Personal nur hinterher das pH zu bestimmen. Eine signifikante Schädigung des Kindes ist jedenfalls nicht erkennbar. Ich meine schon, daß mit dieser Methode praktisch in der Geburtshilfe ein konkurrenzloses – im Moment noch konkurrenzloses – Verfahren besteht. Die Ausführung von Herrn KÖHLER war sehr interessant, wir haben das LK_{240} in letzter Zeit erprobt und haben klinisch – ich muß es offen bekennen – keinen wesentlichen Unterschied sowohl in der Einschlaftätigkeit als auch in der Narkosedauer feststellen können. Wenn uns aber damit ein saubereres Mittel in die Hand gegeben wäre und die fraglichen Nebenwirkungen nicht absolut reiner Präparate mit Sicherheit zum Wegfall kommen, wäre das schon ein erheblicher Schritt vorwärts.

Klinische Erfahrungen mit Gamma-Hydroxibuttersäure bei Sectio caesarea

Von **P. Janecek**

Seit dem Jahre 1966 führt unsere Anaesthesieabteilung Narkosen bei Sectio caesarea ausschließlich mit dem Präparat Somsanit (Natrium-Gamma-Hydroxybutyrat) durch. Ich darf hier unsere Erfahrungen, die wir über den gesamten Zeitraum sammeln konnten und gezielt von 1968–1970 zusammenstellten, auch im Hinblick auf die klinische Bedeutung des Präparates mitteilen.

Bis zu diesem Zeitpunkt waren die bei uns geübten Methoden immer mit unerwünschten Nebenwirkungen behaftet. Auf die allgemein bekannten Anaesthesiemethoden bei einer Sectio caesarea und ihre Komplikationsmöglichkeiten möchte ich nicht näher eingehen.

Nachdem wir eine Substanz in der Hand hatten, die diese Nebenwirkungen auf ein Minimum zu reduzieren schien, führten wir ab 1966 alle Sectiones unter Gamma-Hydroxibuttersäure-Narkosen durch. Bewußt verzichteten wir auf eine Selektion des Patientengutes und stellten keine Contraindikation mehr für Erkrankungen wie Diabetes mellitus, Nephrosen, Präeklampsien, Leberparenchymschäden, Hypertonie und andere.

Innerhalb der letzten 2 Jahre führten wir an 218 Patienten der gynäkologisch-operativen Abteilung die Sectio caesarea mit Somsanit durch und konnten in keinem Fall feststellen, daß die unterlassene Auswahl einen Nachteil für die Narkoseführung darstellte.

Methodik :

a) Durchführung der Narkose:

Anfänglich gaben wir als Prämedikation Psyquil 20 mg und Atropin 0,5 mg. Späterhin haben wir diese Prämedikation verlassen und gaben Luminal 0,1 g und Atropin 0,5 mg. Diese Prämedikation verabreichten wir nach Möglichkeit $^1/_2$ Std vor Operationsbeginn. Seit 1968 gaben wir 50 mg Dolantin und 0,5 mg Atropin. Diese Prämedikation wurde auch ausschließlich bei den vorliegenden Fällen durchgeführt. Die oben skizzierte Prämedikation erhielten die Patienten noch im Kreißsaal, unmittelbar nachdem die Indikation zur Schnittentbindung gestellt wurde. Nachdem die Patienten in den Vorbereitungsraum des Operationssaales verlegt wurden, erfolgte dort die Lagerung auf den Operationstisch. War der Patient dort gelagert, wurde eine Braunüle in eine Unterarmvene eingelegt und eine indifferente Tropfinfusion (Tutofusin EL 5) angeschlossen.

Zur Einleitung der Narkose erhielten die Patienten daraufhin 0,1 g Barbiturat (Inactin), maximale Dosis 0,15 g, und Gamma-Hydroxibuttersäure (Somsanit) im Durchschnitt 17,8 ml (maximale Dosis 20 ml). In einem besonders gelagerten Fall haben wir aus klinischen Erwägungen eine Minimaldosis von 4 ml Somsanit gegeben. Gleichzeitig mit dieser Narkosespritze ließen wir die Patienten schon O_2-N_2O-Gasgemisch im Verhältnis 1:3 inhalieren. Kurz nach dieser Narkoseeinleitung (1 min) wurde die Patientin in den Operationssaal überführt. Zu diesem Zeitpunkt befand sie sich in einem somnolenten Zustand. Falls die geschätzte Anfangsdosis (0,14–0,16 g Somsanit pro kg KG) nicht ausreichte, ließen wir die Patientin zum Sauerstoff-Lachgas-Gemisch noch etwa 1 min Halothan bis zu einer Maximalkonzentration von 1,5% inhalieren. Bei einer Unterdosierung des Medikaments reagieren Patienten noch auf Anruf. Die Dosis konnte z. B. für starke Raucherinnen oder bei nicht zeitgerechter Prämedikation nicht genügen.

Im Operationssaal wurde nach Desinfektion des Operationsfeldes zur Intubation ein Muskelrelaxans (50–60 mg Pantolax) injiziert. Danach wurde, bis zur Entwicklung des Kindes die Somsanit-Narkose ohne Halothan, wie schon oben bemerkt, weitergeführt. Unmittelbar nach der Geburt des Kindes wurde im allgemeinen, wenn die Somsanit-Narkose nicht ausreichend war, etwas Halothan zugegeben. In Einzelfällen konnten wir aber auch gänzlich auf Halothan und Lachgas verzichten. Eine Nachinjektion von Somsanit wurde in keinem Fall erforderlich.

Im übrigen erfolgte die Beatmung der Patientin während der Relaxation grundsätzlich manuell. Kurz vor der Entwicklung des Kindes begann die Patientin spontan zu atmen. Wir unterstützten diese beginnende Atmung durch Hyperventilation. Diese insuffiziente Relaxation der Patientin kurz vor der Entwicklung des Kindes erschwerte und störte die Operation des Gynäkologen nicht. In 18 Fällen, in der die Operation aus verschiedenen Gründen schwierig war und ein wenig länger dauerte, haben wir noch vor der Entwicklung des Kindes Muskelrelaxans (bis 10 mg Pantolax) nachgespritzt.

Nach vollständiger Entwicklung des Kindes und Abklemmen der Nabelschnur erfolgte automatische Beatmung unter erneuter Relaxation (50–80 mg Pantolax, die Tiefe der Narkose wurde weiter durch Halothan gesteuert). Ich möchte noch bemerken, daß die Patientinnen bei Somsanitnarkosen leicht erweiterte Pupillen hatten.

Nach Beendigung der Pulmonat-Beatmung setzte die Atmung jeweils spontan und kräftig ein. Die Patientinnen reagierten auf Schmerzreize und hatten einen guten Hustenreflex. Keine der stationär oder akut aufgenommenen Patientinnen hat aspiriert. 8 Patientinnen haben nach Narkose-Einleitung mit Somsanit erbrochen, keine erbrach innerhalb der ersten Stunde nach der Narkose. Die weitere Zeitspanne haben wir in unserer Statistik nicht kontrolliert.

Auswertung:

Wir beurteilen folgende Kritierien:

1. Indikationsstellung,
2. Puls,
3. TK,
4. Somsanit-Verbrauch,
5. Zeitpunkt des ersten Schreies,
6. Infusionstherapie (Blut),
7. Säuglingsstatistik nach Geschlecht,
8. Die Zeit der Narkoseeinleitung bis zur Zeit der Entwicklung des Kindes.

1. *Indikation*

enges Becken	43
Placenta praevia	32
ungünstige Lage	28
Geburtsstillstand	27
intrauterine Asphyxie	16
primäre oder sekundäre Wehenschwäche	15
Nephropathie	7
Nabelschnurvorfall	6
kindliche Indikation	6
Übertragung	4
wiederholte Sectio caesarea	4
Tubensterilisation	4
Präeklampsie	3
schlechte Herztöne	2
Frühgeburt	2
Erythroblastosis	2
vorzeitiger Blasensprung	2
vorzeitige Placentalösung	2
hoher Geradstand	2
Diabetes	2
Symphyseolysis	1
Sklerosis multipl. (Tubensterilisation)	1
Fieber (unter der Geburt)	1
Zustand nach zwei Laparatomien	1
Zustand nach Kinderlähmung, insuff. Muskulatur	1
Eklampsie	1
alte Primipara	1
Blutungen	1
Zustand nach Beckenbruch	1
zusammen	218

In einem Fall ist eine Hysterektomie (wegen Uterusatonie) vorgenommen worden.

2. Die höchste *Pulsfrequenz* war 170/min, die niedrigste Pulsfrequenz war 60/min, die durchschnittliche Pulsfrequenz unserer 218 Patientinnen war 106/min.

Bei schwangeren Patientinnen sind Tachykardien üblich. Deshalb finden wir unsere Prämedikationsdosis von 0,5 mg Atropin zu hoch.

3. Der höchste systolische *Blutdruck* war 240 mmHg, der niedrigste 75 mmHg, der durchschnittliche systolische Blutdruck betrug 132 mmHg. Der Blutdruck der Patientinnen erhöhte sich im Durchschnitt um 8 mmHg, das bedeutet eine ca. 5%ige Erhöhung.

Die Durchschnittswerte des Blutdrucks resultieren zum einen aus dem ersten Blutdruck, gemessen im Vorbereitungsraum (nach der Prämedikationsspritze), zum anderen aus Messungen während der Somsanit-Narkose bis nach der Extubation. Wir haben eine durchschnittliche Erhöhung um 8 mmHg registriert.

Sehr oft zeigte der Durchschnittsblutdruckwert während der Somsanitnarkose keine Abweichung vom ersten gemessenen Blutdruckwert.

Wir haben in keinem Fall und trotz operativer Blutverluste bedrohliche Kreislaufstörungen registriert!

4. Maximale *Dosierung des Somsanit-Präparates* 20 ml, minimale Dosierung 4 ml, durchschnittliche Dosierung 17,8 ml.

Wir haben in keinem Fall versucht, Somsanit während der Operation nachzuspritzen.

5. Nach unserer Statistik *schreien* die Kinder:

sofort in	168 Fällen
innerhalb 1 min in	10 Fällen
innerhalb 2 min in	11 Fällen
innerhalb 3 min in	13 Fällen
innerhalb 4 min in	1 Fall
innerhalb 5 min in	3 Fällen
innerhalb 6 min in	1 Fall
innerhalb 7 min in	1 Fall
innerhalb 8 min in	1 Fall
innerhalb 10 min in	4 Fällen
bei 2 Narkosen war keine Zeit angegeben,	
Totgeborene	3 Fälle

„Sofort" bedeutet der erste Schrei innerhalb 20 sec nach Abnabelung. Wenn die Kinder erst nach 3 min anfingen zu schreien, handelte es sich immer um intrauterine Asphyxien, Acidosen oder Mißbildungen. In 2 Fällen hatte der Anaesthesist keine Zeit eingetragen. Nach dem Narkoseprotokoll handelte es sich um unkomplizierte Fälle mit normalem Verlauf.

Eine spätere nachteilige Wirkung der Somsanit-Narkose auf die Neugeborenen ist uns nicht bekanntgeworden.

6. Wir haben in 215 Fällen 500 ml Flüssigkeit i. v. infundiert (Tutofusion EL 5, Inzellon, Tutofusion B); in 46 Fällen 500 ml Makrodex, Hämaccel oder Rheomakrodex; in 9 Fällen 500 ml Blut und in 2 Fällen 1000 ml Blut. Aus dem minimalen Verbrauch von Plasmaexpander und Blutkonserven kann man ersehen, daß die Narkose mit dem Präparat Somsanit den Kreislauf trotz Blutverlust stabilisiert. Wir konnten keine Uterusatonien während der Operation sehen und keine erhöhten Blutungsneigungen feststellen. Da der Zeitfaktor bis zur Entwicklung des Kindes eine nicht so wesentliche Rolle spielt, hat der Operateur die Möglichkeit, exakt zu operieren und eine exakte Blutstillung durchzuführen.

7. Es wurden *111 Mädchen* und *110 Knaben* geboren. In 3 Fällen waren es Zwillinge, 2 mal 2 Mädchen und 1 mal 1 Mädchen und 1 Knabe.

Bei 218 Kaiserschnitten haben wir 3 Kinder verloren. Im ersten Fall waren es lebensunfähige Zwillinge im 5. Monat der Schwangerschaft bei der Diagnose Placenta praevia. Im zweiten Fall handelte es sich um eine vorzeitige Placentalösung, das Kind wurde tot geboren.

8. Die *Zeit von der Narkosespritze bis zur Entwicklung des Kindes* ist im Anfang statistisch nicht festgehalten worden. Aus den festgestellten Zeiten ist zu ersehen, daß die Durchschnittszeit von der Narkosespritze bis zum Hautschnitt 2,5–3 min und die Dauer der Operation bis zur Entwicklung des Kindes 7 min betrug. Nur in äußerst dringenden Fällen, die grundsätzlich ein erfahrener Gynäkologe operierte, war die Zeit (einberechnet Narkoseeinleitung) etwa 4 min.

Zusammenfassung

In den Jahren 1968–1970 führten wir alle Narkosen bei Sectiones caesarea mit dem Präparat Somsanit durch und verzeichneten folgende Vorteile:

1. Die Dauer der Narkose bis zur Entwicklung des Kindes spielt eine untergeordnete Rolle; (ermöglicht die Narkoseeinleitung schon im Vorbereitungsraum und eine exakte Operation).
2. Schutzreflexe, Husten- und Würgereflexe sind bei der Narkoseeinleitung erhalten, minimale Aspirationsgefahr.
3. Stabilisierung des Kreislaufs.
4. Schnelle Lungenausdehnung, keine Atemdepression und Kreislaufstörungen bei den Neugeborenen.
5. Minimaler Blutverbrauch.
6. Keine Kontraindikationen.

Nachteile:

Motorische Unruhe bei der Einleitung (dieser Nachteil wird durch eine kleine Barbiturat-Dosis behoben).

Erfahrungen mit Gamma-Hydroxibuttersäure bei Operationen zur Gewinnung von Material für die histologische Schnellschnittuntersuchung bei 230 Patienten

Von **I. Wilske**

Mit der Einführung der Schnellschnittdiagnostik ist es möglich geworden, bösartige Tumoren ohne zeitliche Verzögerung zu entfernen und dem Patienten das psychische Trauma einer tagelangen Ungewißheit über sein weiteres Schicksal zu ersparen. Zwischen Probeexzision und Bekanntwerden der histologischen Diagnose vergehen etwa 20–30 min. Da nach unseren Erfahrungen manche Patienten in dieser Zeit in Panik geraten und eine Hauptoperation ablehnen, beenden wir die Narkose erst, wenn die Benignität gesichert bzw. bei Malignität die Hauptoperation durchgeführt ist. Die Frage, wie man durch geeignete Wahl der Narkoseform den Operationssaal während der Wartezeit für andere Eingriffe freimachen kann, haben wir seit Anfang 1967 mit Gamma-Hydroxibuttersäure gelöst. Über unsere klinischen Erfahrungen mit dieser Substanz bei dieser Indikation möchte ich im folgenden berichten.

Das Patientengut, das wir bisher überschauen, umfaßt 230 Fälle. Das Alter der Patienten lag zwischen 17 und 85 Jahren bei einem Durch-

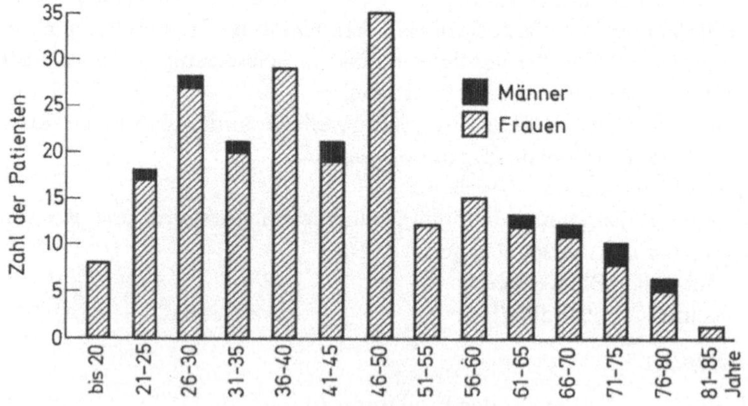

Abb. 1. Altersverteilung (230 Patienten)

schnittsalter von 44,4 Jahren (Abb. 1). Mit Ausnahme eines Seminom-Patienten wurden sämtliche Probeschnitte an der Mamma durchgeführt.

Das Patientengut war in keiner Weise ausgewählt. Insgesamt 99 Kranke hatten anamnestisch eine durchgemachte oder noch bestehende Erkrankung des Herzens, der Leber, der Lunge, der Niere oder des Zentralnervensystems angegeben bzw. einen Diabetes mellitus, eine Tetanie oder eine Neigung zu allergischen Reaktionen. Ferner befanden sich in dem Kollektiv 21 Raucher und 3 Patienten mit Schmerz- und Schlafmittelabusus. Auch hinsichtlich der Blutdruckverhältnisse wurden keine Einschränkungen gemacht.

Wir leiten die für die Probeexzision notwendige Narkose mit Trapanal ein und führen sie mit einem N_2O-O_2-Halothan-Gemisch fort. Erst bei der letzten Hautnaht wird die Inhalationsnarkose beendet und Gamma-Hydroxibuttersäure in 20%iger Lösung injiziert; ihre Wirkung setzt zuverlässig ein, bevor die Narkosegase abgeatmet sind. Der Patient wird, sobald er die Spontanatmung aufgenommen hat, in den Vorraum des Operationssaales geschoben. Während der Anaesthesist die nächste Narkose durchführt, beobachtet er den schlafenden Patienten auf Atmung, Schlaftiefe, motorische Unruhe, und Brechreiz und kontrolliert gelegentlich den Blutdruck.

Übereinstimmend mit der bisherigen Literatur über Gamma-Hydroxibuttersäure fanden wir eine gute Schlaftiefe, zuverlässiges Einsetzen von Schluck- und Hustenreflex bei Erbrechen und ausreichende Spontanatmung. Außerdem beobachteten wir eine beschleunigte Aufnahme der Spontanatmung nach Injektion der Substanz, motorische Ruhe und abnormen Atemrhythmus, eine Unterdrückung des Brechreizes bei Nachinjektion und verläßliche Korrelation zwischen Schlaftiefe und Pupillengröße. Eine allergische Reaktion trat in keinem Fall auf.

Dagegen war der Tonus der Unterkiefer- und Zungenmuskulatur nicht immer ausreichend, weswegen wir die routinemäßige Verwendung eines Wendeltubus empfehlen möchten.

Schwierigkeiten macht auch die Abschätzung der benötigten Gamma-Hydroxibuttersäure-Dosis. Wir verabreichten die Substanz in 1–3 Einzeldosen zu je 2–20 ml bei einer Gesamtdosis von 5–26 ml der 20%igen Lösung. Die Schlafdauer stand in keinem signifikanten Verhältnis zu Dosis oder Körpergewicht.

Während Raucher und Patienten mit Herz-, Leber- und Nierenerkrankungen in ihrem Verhalten nicht vom Gesamtkollektiv abwichen, zeigten Patienten mit pulmonalen Leiden eine leichte Verlängerung der Schlafdauer.

Die mittlere Wirkungsdauer betrug bei der in ca. 90% der Fälle gegebenen Dosis von 10 ml 26 min. Bei Nachinjektionen stand die Wirkungsdauer der zweiten Dosis im Verhältnis zur ersten Dosis oder war etwas verlängert. Da sich die fehlende Dosis-Wirkung-Beziehung lediglich in der Schlafdauer bemerkbar machte, sonst aber keine Störungen auftraten, kann man m. E. diese Eigenschaft der Gamma-Hydroxibuttersäure nicht als schwerwiegenden Mangel werten.

Eine der vom Hersteller angegebenen Kontraindikationen scheint für die Narkoseverlängerung mit Gamma-Hydroxibuttersäure nicht von Bedeutung zu sein, nämlich der Hypertonus.

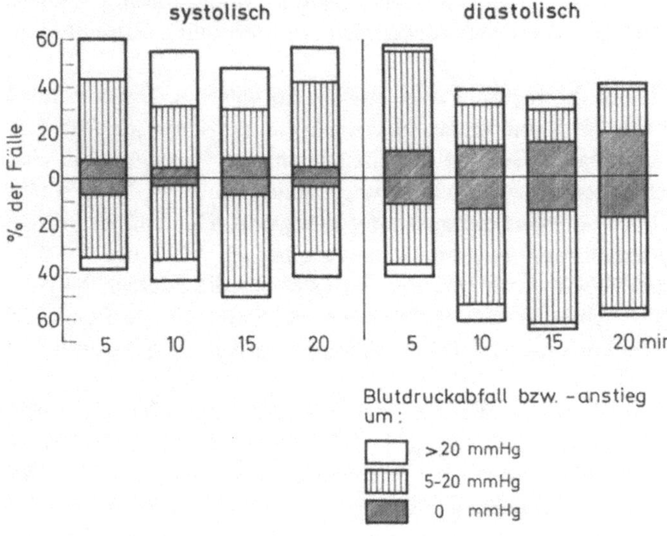

Abb. 2. Blutdruckverhalten bei Hypertonikern

69 Patienten lagen vor oder am Ende der Narkose mit ihrem systolischen Druck über 145 oder ihrem diastolischen über 90 mmHg. Wie erwartet, zeigte diese Gruppe gegenüber dem Gesamtkollektiv (Abb. 3) eine stärkere Neigung, in den ersten 5 min systolisch und diastolisch anzusteigen, um in den weiteren 10 min leicht unter den Ausgangswert abzufallen und in der 20. min wieder etwas über dem Bezugswert liegende Drucke zu erreichen.

Wenn auch einzelne Patienten eine Drucksteigerung von systolisch 50–95 und diastolisch 40–50 mmHg zeigten, so muß doch betont werden, daß nur in einem Fall der Druck über 200 mmHg stieg und nur in einem Fall der Druckverlauf außerhalb des Bereiches der sonst gemessenen Werte lag.

30% der Hypertoniker sanken systolisch und diastolisch ab. Je erheblicher die Senkung, desto weniger bestand die Tendenz, den Ausgangswert wieder zu erreichen.

Die Gruppe der 52 Hypotoniker, in der auch die Patienten mit einem systolischen Druck unter 110 vor oder am Ende der Narkose enthalten

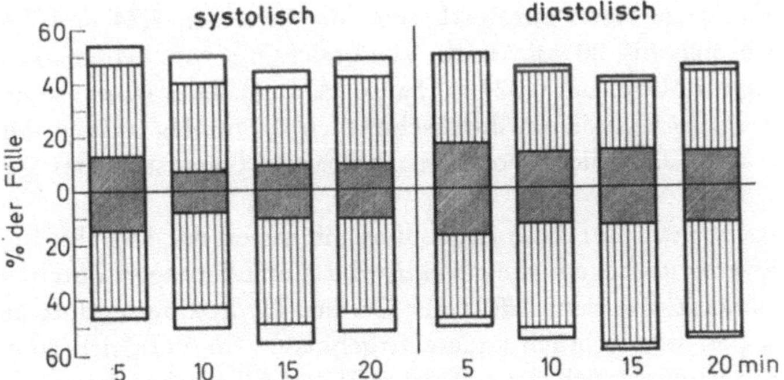

Abb. 3. Blutdruckverhalten von 230 Patienten nach Gamma-Hydroxibuttersäure

sind, verhielt sich auffallend stabil. Ein Druck von 80/40 mmHg wurde nicht unterschritten.

Die verbleibenden 109 Normotoniker zeigten deutlich stärkere und zunehmende Tendenz zum Absinken als die Vergleichsgruppen. Nur 8% erreichten hypertone Werte.

In 40 unausgesuchten Fällen haben wir Blutgasanalysen nach der Astrup-Methode durchgeführt, wobei das Blut vor Narkosebeginn und 20 min nach Injektion der Gamma-Hydroxibuttersäure abgenommen wurde, in 15 Fällen zusätzlich am Ende der Operation 1 min nach Injektion der Substanz.

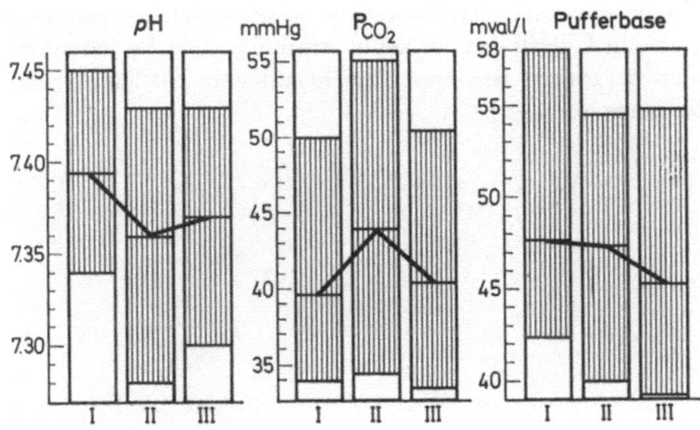

Abb. 4. Veränderungen des Säure-Basen-Haushalts (40 Fälle)

Die pH-Werte lagen vor Narkosebeginn zwischen 7,34 und 7,45. Sie verschoben sich bis 20 min nach Verabreichung von Gamma-Hydroxibuttersäure im Mittel um 0,024 ins Saure (Abb. 4). Dies ist um so erstaunlicher, als der pCO_2 nur um durchschnittlich 0,9 mmHg anstieg. Die Ansäuerung kann also nicht Folge mangelhaften Gasaustausches gewesen sein.

Vergleicht man nun diese Ergebnisse mit denen der 15 Fälle, in denen Zwischenwerte vorliegen, die objektiv die Veränderungen durch die Inhalationsnarkose von dem Effekt der Gamma-Hydroxibuttersäure abgrenzen, so zeigen sich deutlich andere Ergebnisse: Im Vergleich zum Zwischenwert verschiebt sich der pH um 0,01 ins Alkalische, der pCO_2 sinkt um 3,5 mmHg ab, die Pufferbase fällt um 2,0 mval/l ab, bei Vergleich mit den Werten vor Narkosebeginn dagegen um 2,3 mval/l. Alle diese Abweichungen liegen im Bereich der Fehlerbreite, sie haben daher keine wesentliche Aussagekraft. Sie beweisen andererseits, daß es während der Phase der Spontanatmung zu keiner Entgleisung des Säure-Basen-Haushalts kommt.

Zusammenfassung

Gamma-Hydroxibuttersäure hat sich uns zur Narkoseverlängerung bei Probeexzisionen bestens bewährt, da es ohne Kontraindikationen verwendet werden konnte, keine über das erträgliche Maß hinausgehende Wirkung auf den Blutdruck zeigte und die Betreuung der Patienten den Anaesthesisten nur minimal beanspruchte.

Der Nachteil der fehlenden Dosis-Wirkung-Beziehung und der mangelnden Berechenbarkeit der Dosis anhand des Gewichts läßt sich in Kauf nehmen, da eine Überdosierung keine ernsten Folgen hat, sondern nur die Schlafdauer verlängert. Bei einer Gesamtzahl von 230 Fällen traten keine Komplikationen auf.

Praktische Erfahrungen mit Gamma-Hydroxibuttersäure in Kombination mit Ketamine in der Unfallchirurgie (205 Fälle)

Von **Th. Gürtner**

Abbildung 1, die ich bereits in Prag auf dem 3. Kongreß für Anaesthesiologie gezeigt habe, soll Sie über die Altersverteilung bei unseren Ketamine-Narkosen informieren. Die meisten Narkosen wurden bei Patienten im mittleren Lebensalter durchgeführt. Bekanntlich treten die unangenehmen Nebenwirkungen von Ketamine, wie z. B. motorische Unruhe, spinale Muskelzuckungen und Lautäußerungen während des Narkoseverlaufs und insbesondere die Sensationen von seiten des Cerebrums

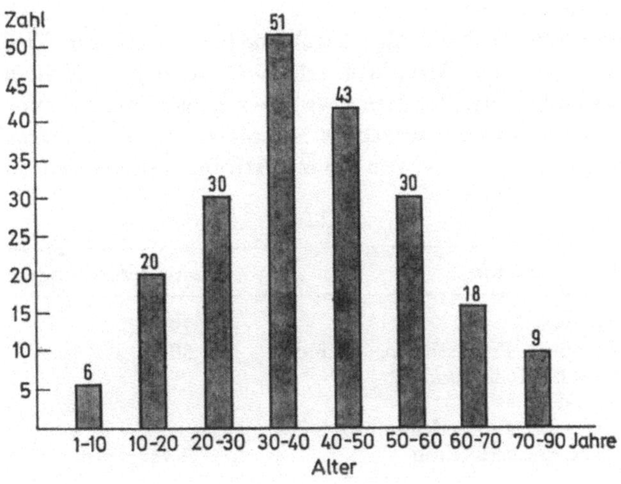

Abb. 1

in der sog. Aufwachphase am häufigsten bei Erwachsenen auf. Um die störenden Nebenwirkungen dieses neuartigen Allgemeinanaestheticums auf ein verträgliches Minimum zu reduzieren, führten wir klinische Untersuchungen von Ketamine in Kombination mit Diazepam, Pentobarbital und Gamma-Hydroxibuttersäure durch.

Tabelle 1. Mononarkosen und Kombinationen von Ketamine

Ketamine als Monoanaesthetikum	66
Ketamine + N_2O/Halothane	54
Ketamine + Diazepam	25
Ketamine + Pentobarbital	25
Ketamine + γ-Hydroxibuttersäure	106
	276

In Tabelle 1 handelt es sich um Mononarkosen und Kombinationsnarkosen. Unauffällig waren die Kombinationsnarkosen mit Lachgas-Halothan, bei denen Ketamine zur Einleitung bei Risikopatienten verwendet wurde. Von Diazepam in einer Dosierung bis zu 40 mg beobachteten wir nichts Positives, auch Pentobarbital mußten wir relativ hoch bis zu 200 mg dosieren, um die intraoperativen Nebenwirkungen von Ketamine aufzuheben. Wir stellten uns daher die Frage, ob sich diese Narkoseform mit dem nicht ungefährlichen Barbiturataufwand lohnt. Die besten Erfolge erzielten wir bei der Kombination mit Gamma-Hydroxibuttersäure. Ich möchte deshalb die technische Durchführung dieser Kombination, die nur bei Erwachsenen und Kindern über 10 Jahren angewandt wurde, etwas ausführlicher darstellen.

Tabelle 2 gibt Auskunft über die Prämedikation. Nur in 2 Fällen wurde bei Erwachsenen kein Atropin gegeben. Diese zeigten nicht nach Gamma-Hydroxibuttersäure, sondern etwa 2–3 min nach Injektion von Ketamin, eine Hypersalivation, die sofortiges Absaugen erforderlich machte. Auch die nachträgliche i. v.-Gabe von 0,5 mg Atropin sistierte den Speichelfluß.

Tabelle 2

Prämedikation	Zahl	Bemerkungen
Atropin	19	
Atropin, Promethazin, Pethidin	50	
abendl. Medikation und Atropin, Promethazin, Pethidin		
keine Prämedikation	2	Hypersalivation
	200	

Die Dosierung betrug von Gamma-Hydroxibuttersäure 1–4 g/pro Patient bei Erwachsenen und von Ketamine einheitlich 2 mg/pro kg KG i. v. Gamma-Hydroxibuttersäure wurde 2–30 min vor Injektion von Ketamine gegeben. Nach der Injektion von Gamma-Hydroxibuttersäure wurden die Patienten müde und dösten leicht vor sich hin. Nur wenige schliefen innerhalb von 4–6 min ein. Sie waren aber jederzeit erweckbar und kooperativ.

Dieses Stadium nutzten wir vielfach aus, um die Operationsvorbereitungen wie Lagern und Desinfektion durchzuführen, wenn sie nicht schmerzhaft waren. Ketamine wurde daher immer erst injiziert, wenn eine Analgesie erforderlich war, meistens erst 1 min vor Schnittbeginn. Bei Eingriffen von längerer Dauer als 10–20 min wurde Kematine nachinjiziert oder im Dauertropf verabreicht. Die durchschnittliche Narkosedauer mit operativer Analgesie, gemessen an der Operationszeit, betrug bei der Nachinjektionsmethode 33 min und im Dauertropf 53 min. Die längste Narkose dauerte 3 Std. Bei der Kombination mit Ketamine im Dauertropf waren Blutdruckanstieg und Tachykardie geringer als bei der initialen Gabe und der fraktionierten Nachinjektion. Aber auch ohne Verabreichung von Ketamine im Dauertropf war in der Kombination mit Gamma-Hydroxibuttersäure die initiale Kreislaufstimulation geringer als bei Ketamine allein, was sicherlich mit einer geringeren Herzbelastung verbunden sein dürfte. Die Kombinationsnarkose, Gamma-Hydroxibuttersäure und Ketamine, zeigt nicht die typischen Charakteristica einer Mono-Ketamine-Narkose: der ganze Verlauf nähert sich mehr dem vertrauten Bild der herkömmlichen Allgemeinanaesthesie. Nach der angegebenen Dosierung von Gamma-Hydroxibuttersäure sind vielfach Lid- und Cornealreflex erhalten, verlöschen aber weitgehend nach Verabreichung von Ketamine. Nystagmus und spinale Muskelzuckungen sind in abgeschwächter Form im Gegensatz zur Ketamine-Mono-Narkose zu beobachten. Bei einem Patienten – ich habe heute morgen bereits davon berichtet, es handelte sich um einen Alkoholiker – wurden jedoch nach Gamma-Hydroxibuttersäure klonische Zukkungen der Extremitäten und des Stammes festgestellt.

Wie oben bereits erwähnt, sind bei der Kombination Stimulation des Kreislaufsystems und Muskeltonus geringer, auch die Schutzreflexe sind stärker beeinträchtigt als bei Ketamine allein. In etwa 50% der Fälle schnarcht der Patient. Zur Freihaltung der Atemwege muß deshalb öfters ein Guedeltubus eingeführt werden, der im allgemeinen gut toleriert wird. Eine Cyanose beobachteten wir nicht häufiger als bei den Ketamine-Mono-Anaesthesien. Zur Zeit laufen eingehende Untersuchungen über Atemdepression und Verhalten der Blutgase bei dieser Kombinationsnarkose einschließlich der Prämedikation. Wenn wir auch bisher noch nicht den Narkoseapparat zur Sauerstoffzufuhr benötigt haben, so steht er doch immer in Reserve. Was die psychomimetischen Nebenwirkungen und Angstträume von Ketamine betrifft, verläuft die Postanaesthesiephase auf der Station bei der Kombinationsnarkose ruhiger als bei Ketamine allein, weil die Patienten die sog. Adaptatonsschwierigkeiten in der Aufwachphase von Ketamine durch die verlängerte Wirkung, 1–2 Std, des Gamma-OH größtenteils überschlafen. In 8 Fällen mußten wir zur Dämpfung unruhiger Patienten 50 bis 100 mg Pentobarbital auf der Station geben. Diese Fälle beziehen sich jedoch auf unsere ersten Erfahrungen. Jetzt, nachdem wir mehr Erfahrungen haben, war die Pentobarbitalgabe auf der Station nicht mehr nötig. Indikationen für diese Kombinationsnarkose in der Unfallchirurgie sind in der Wiederherstellungschirurgie operative Osteosynthesen, Metallentfernung, Handoperationen – unser Handchirurg ist wirklich begeistert von dieser Form der Narkose. Bei den Handoperationen handelte es sich vor allem um Plexusanaesthesien oder auch intravenöse Lokalanaesthesien, und wenn zusätzlich, z. B. bei einer Navicular-Pseudarthrose, Knochen aus dem Beckenkamm oder aus dem Tibiakopf entnommen werden muß, oder Sehnen- oder Nerventransplantationen vorgenommen werden, so z. B. der Nervus suralis mitherangezogen wird, dann verwenden wir für diesen Akt neben der Lokalanaesthesie oder der Leitungsanaesthesie noch die Kombination von Gamma-OH und Ketamine. Andere Indikationen sind plastische Operationen, schwierige Repositionen mit anschließendem Gipsverband. In der septischen Chirurgie wird diese Kombination sehr häufig angewandt, z. B. bei Sequestrotomien, bei Osteomyelitiden, Nekrosenabtragung, Wundrevisionen, Sekundärnähten, Hauttransplantationen bei Verbrennungen. Ein besonderer Vorteil dieser Kombinationsnarkose dürfte das Fehlen einer Keimverschleppung durch Narkosemasken, Tuben und Apparate sein; auch erübrigt sich die zusätzliche Reinigung, die Desinfektion und Sterilisation der Anaesthesiegeräte, denn diese Narkose ist eben weniger aufwendig als die herkömmliche Anaesthesie.

Abschließend möchte ich sagen, ohne nun näher auf die Vor- und Nachteile von Gamma-OH und Ketamine einzugehen, erscheint uns die Kombinationsnarkose nach unseren bisherigen Erfahrungen nicht nur weiter ausbaufähig, sondern auch erfolgversprechend. Dazu sind jedoch noch weitere klinische und experimentelle Untersuchungen nötig, wie wir gehört haben.

Diskussionsbeitrag

Von **J. Hassenstein**

Ich war leider heute morgen nicht bei den theoretischen Vorträgen anwesend und ich glaube, daß ich Ihnen gar nicht so sehr viel Neues über Gamma-Hydroxibuttersäure sagen kann. Ich will mich deswegen kurz fassen und Ihnen berichten, was wir an Erfahrungen bei ungefähr 50 Patienten der Intensivtherapiestation unserer Abteilung in Salzgitter sammeln konnten. Wir haben 22 Fälle davon willkürlich herausgezogen. Es waren 14 Männer und 8 Frauen mit einem durchschnittlichen Alter von 55 Jahren. Wir hatten in der Hauptsache Patienten mit schweren Schädel-Hirntraumen, Mehrfachfrakturen, postoperativen Herz-Kreislauf- und cerebralen Komplikationen nach chirurgischen, urologischen und gynäkologischen Operationen sowie Vergiftungen, auch Nierenversagen, Status asthmaticus und Lungenödemen. Nur 4 Patienten überlebten ihren desolaten Zustand. Wegen der Kürze der Vorbereitungszeit habe ich keine Diapositive mitgebracht und ich bitte Sie zu entschuldigen, wenn ich nur einige trockene Zahlen nenne. Von diesen 22 Patienten waren 16 oro- oder naso-endotracheal intubiert und wurden teilweise assistiert, teilweise kontrolliert mit dem Bennett-Respirator oder Dräger-Assistor beatmet. Bei insuffizienter Spontanatmung wurde zunächst immer der Versuch der assistierten Beatmung unternommen, bei Verschlechterung des Allgemeinzustandes oder bei totaler Apnoe gingen wir auf kontrollierte Beatmung über.

Bei 3 Patienten mußte wegen der Notwendigkeit der längerdauernden Beatmung noch eine Tracheotomie durchgeführt werden. Die Behandlung mit Somsanit erfolgte bei diesen Patienten nur zur Beseitigung schwerer motorischer Unruhe und zur Tolerierung des Endotrachealtubus. Ich muß hinzusetzen, daß wir bei 17 Patienten nicht nur Somsanit, sondern im Wechsel, nicht in Kombination, nach einem gewissen Zeitabstand Valium, Atosil oder auch Thalamonal injizierten. Trotzdem betrug die durchschnittliche Dosierung von Somsanit in 24 Std pro Patient 86,5 ml; wenn Sie pro Ampulle 10 ml = 2 g setzen, werden die Zahlen natürlich etwas niedriger. Die durchschnittliche Dosierung von Somsanit während der gesamten Behandlungszeit dieser 22 Patienten pro Patient betrug 220 ml. Als Einzelgabe verabfolgten wir durchschnittlich 10 ml i. v. Wir hatten meistens zentralvenöse Katheter liegen und sahen deshalb nie Venenwandreizungen. Der durchschnittliche Zeitabstand zwischen zwei Einzelinjektionen betrug

1,8 Std. Durch zusätzliche Applikation der genannten Sedativa oder Neuroleptica konnte in 15 Fällen die Zeit zwischen zwei Einzelinjektionen bis auf 5 Std verlängert, aber auch in 11 Fällen ohne Kombination mit anderen Medikamenten, bis zu einer halben Stunde verkürzt werden. Wir mußten feststellen, daß sich bei kontinuierlicher Verabreichung von Somsanit über mehrere Tage die Wirkungsdauer verkürzte. Diejenigen Untersuchungen wurden durchgeführt, die in der Intensivstation ohnehin täglich unternommen werden: Blutdruck, Puls-Temperatur, zentralvenöser Druck, Diurese und die Serum-Elektrolytveränderungen. Veränderungen von Körperkonstanten können selbstverständlich nur im Zusammenhang mit der Gesamttherapie und dem Verlauf der Grundkrankheit gesehen werden und stellen keine isolierte Folge der Somsanit-Applikation dar. Wir haben aber die Messungen immer unmittelbar nach der Injektion vorgenommen und konnten so einen gewissen Eindruck bekommen. In 12 der 22 Fälle, also bei mehr als der Hälfte, hat sich der Blutdruck systolisch und diastolisch nicht verändert. In einem Fall ging er um 20 mmHg systolisch herunter und in 9 Fällen stieg er systolisch um 20 mmHg. Es wird nicht wie bei der Narkose laufend alle 2, 3 oder 5 min der Blutdruck gemessen, sondern in 10 minütlichem oder viertelstündlichem Abstand, so daß kleinere Veränderungen vielleicht untergegangen sind. Das Pulsverhalten war ähnlich. In 12 Fällen war der Puls unverändert, in einem Fall in Richtung Bradykardie und in 9 Fällen in Richtung Tachykardie verändert. Die Abweichung war aber nie so ausgeprägt, daß Maßnahmen hätten ergriffen werden müssen. Der zentralvenöse Druck wurde nicht bei allen Patienten gemessen: In ca. 50% der überprüften Fälle erhöhte er sich um wenige Zentimeter Wassersäule und bei den anderen 50% war der zentralvenöse Druck erniedrigt. Die rectal und axillar gemessene Temperatur blieb nach Somsanit-Injektion konstant, ebenso die Diurese. Die Kontrolle der Serum-Elektrolyte hat keine Aussagekraft, denn Veränderungen der Elektrolyte sind zunächst auch im wesentlichen auf die Grundkrankheit zu beziehen. Häufig bestanden schwere Formen hyper- oder hypotoner Dehydratationen. Kaliumverschiebungen, wie sie sonst nach Somsanit geschildert werden, sind von uns nicht beobachtet worden. Der Wirkungseintritt nach intravenöser Applikation war wegen des außerordentlich schlechten Allgemeinzustandes wesentlich schneller, als dies für die Narkose berichtet worden ist: Nach ungefähr 5 min dämmerten und dösten die Patienten schon weg. Es war ein schlafähnlicher Zustand. Auffällig war häufig die verbesserte periphere Durchblutung. Erbrechen wurde von uns nie registriert. Allerdings lagen häufig auch Magensonden, kein Laryngospasmus, von Intubierten wurde der Endotrachealtubus immer toleriert: es kam nie zum Würgen; kein Patient versuchte, den Tubus abzuhusten. Die Atmung war in der Regel bei Spontanatmung vertieft, mit einem leicht erhöhten Atemzugvolumen. Die motorische Ruhigstellung reichte nach unseren Dosierungen aus, wurde aber doch in ca. 50% von den bekannten klonischen Zuckungen durchbrochen. Wir haben nichts dagegen unternommen, weil diese meistens von allein wieder abklangen. Das Aufwachen unterscheidet sich von dem aus der Narkose, wie wir es heute hörten, nicht wesentlich, begann immer mit motorischer Unruhe, manchmal Anheben der Augenlider. Wir injizierten dann sofort nach. Subjetkive Beschwerdeäußerungen waren bei diesem Kollektiv nicht zu erwarten.

Insgesamt hat sich auf der Intensivtherapiestation Somsanit neben anderen Hypnotica und Sedativa als potentes Mittel erwiesen.

Diskussionsbeitrag

Von **H. Schuster**

Ich bin überaus glücklich über meinen Vorredner, weil ich mit meinen Ergebnissen eigentlich vollkommen im Gegensatz zu allem lag, was ich bisher, heute vormittag und heute nachmittag, gehört habe und mich jetzt bestätigt sehe.

In den heutigen Lungenkliniken hat sich das Krankheitsspektrum erheblich gewandelt. An die Stelle der Tuberkulose sind insbesondere in Kliniken mit chirurgischer und bronchologischer Arbeitsrichtung neben unspezifischen entzündlichen Erkrankungen die primären oder die metastatischen Malignome der Lungen und der Pleura getreten. Bei den sehr beschränkten Therapieerfolgen bleibt es nicht aus, daß ein hoher Prozentsatz der Patienten im Finalstadium erneut ins Krankenhaus eingeliefert wird. Sehr häufig sind darunter Patienten, bei denen die Geschwülste breit in die Brustwand infiltriert sind und dann zu schwersten und anhaltenden Schmerzzuständen in Form von Intercostal- oder Plexusneuralgien führen. Alle neueren Analgetica, denen so gute Wirksamkeit nachgesagt wird, versagen allein und in allen möglichen empfohlenen Kombinationen. Man muß schließlich zu Opiaten greifen und irgendwann kommt für den behandelnden Arzt der Zeitpunkt, zu dem er vor die Alternative gestellt wird, die Höchstdosen zu überschreiten und damit lebensverkürzend zu wirken oder vor dem Patienten, dessen Angehörigen und sich selbst das Odium der Inhumanität auf sich zu laden. Wir waren deshalb sehr froh, als sich uns die Gamma-Hydroxibuttersäure als Möglichkeit anbot, streng ausgewählten Patienten die letzten Tage erträglich zu machen, ohne lebensverkürzend zu wirken. Insgesamt übersehen wir innerhalb von drei Jahren 9 Fälle. Es waren darunter 6 bronchogene Lungencarcinome, 5 davon mit breiter Infiltration der Brustwand, größtenteils mit Arrosion einer oder mehrerer Rippen und ein Patient zusätzlich mit exulcerierenden Hautmetastasen, ein Fall von Lungen-, Drüsen- und Knochenmetastasen eines 13 Jahre zuvor operierten Genitalcarcinoms, ein Pleuraendotheliom und eine Pleuracarcinose. Bei allen Patienten waren Operation, Bestrahlung und cytostatische Behandlung, entweder allein oder kombiniert, vorangegangen, hatten jedoch an dem fatalen Ausgang nichts ändern können. Alle waren hochgradig kachektisch, unruhig und benötigten für eine einigermaßen befriedigende Analgesie hohe Dosen von Opiaten. Abgesehen von einem Patienten leiteten wir die Behandlung immer mit Atropin/Luminal ein, verabfolgten dann bei den hochgradig untergewichtigen Patienten eine Ampulle Somsanit und setzten mit Dauertropfinfusionen mit 4 Ampullen, also 8 g Gamma-Hydroxibuttersäure auf 500 ml 5%iger Laevuloselösung fort. Zur Vermeidung einer hypostatischen Pneumonie – es wäre vielleicht überflüssig gewesen – deckten wir mit Breitspektrumantibiotica ab. Da wir auf eine potentielle Hypokaliämie aufmerksam gemacht waren, setzten wir Kalium in Form von Inzellen hinzu. Ein erstaunliches Erlebnis war die Tatsache, daß die schmerzgequälten Patienten vom Einsetzen der Anästhesie ab, die bei rascher Injektion innerhalb von drei Minuten schlagartig eintrat, ruhig, tief und langsam atmend im Bett lagen. Diese Ökonomisierung der Atmung mit Verbesserung der alveolären Ventilation führte meist zu einem deutlichen Rückgang der vorher bestehenden Cyanose. Der Blutdruck blieb in allen Fällen bis kurz ante finem konstant bei seinem Ausgangswert, die Pulsfrequenz ging von 108–120 jeMinute auf 88–96 je Minute zurück. Die Peripherie erschien deutlich besser durchblutet. Eine zusätzliche Behandlung mit Digitalispräparaten oder Kreislaufanaleptica wurde von uns bewußt vermieden und durfte auch bei der erwiesenen guten Kreislaufverträglichkeit unterbleiben. In allen Fällen zwangen uns phasenhaft auftretende klonische Muskelzuckungen zur Nachinjektion von jeweils 0,05–0,1 Luminal und beginnende Schmerzäußerungen zu Gaben von kleinen Dolantin-Dosen. Wir kamen dabei aber niemals über 0,3 Luminal und allenfalls 3 Ampullen Dolantin hinaus, sehr im Gegensatz zu der vorhergehenden Behandlung. Diese eklatante Besserung des Allgemeinzustandes zwang uns immer wieder, die Angehörigen davon abzubringen, neue Hoffnungen für das Leben ihrer Patienten zu schöpfen. Wir haben diese Form der Behandlung bei unseren 9 Patienten im Minimum über 15 Std, maximal 116 Std, also fast 5 Tage lang, im Mittel 73,5 Std, fortsetzen können. Bemerkenswert war dabei, daß wir die Tagesdosis vom 2. Tag ab auf 3 Infusionen, also 12 Ampullen Somsanit = 24,0 g Gamma-Hydroxibuttersäure, steigern mußten, um die Narkosetiefe zu halten. Wir haben somit am 1. Tag auf das geschätzte Gewicht der Patienten – denn sie konnten ja schon 14 Tage bis drei Wochen vorher nicht mehr gewogen werden –, 0,32–0,42 g/je kg und vom 2. Tag ab 0,5–0,62 g/je kg verabfolgt. Der Tod trat jeweils unter Cheyne-Stokes'scher Atmung, Blutdruckabfall und Pulsirregularität relativ überraschend ein. Bei diesem Vorgehen ergaben sich für uns zwei Fragen: Zunächst, ob es echte Analgesie war – wir konnten ja unsere Patienten nie mehr befragen –, oder ob wir nur die Schmerzäußerungen der Patienten durch das Narkoticum blockiert hatten. Unser Vertrauen in die analgetischen Eigenschaften unserer Kombinationsbehandlung schien uns durch die Anwendung der Substanz bei einer zweiten Indikation begründet, nämlich bei zwei Patientinnen mit profusen iatrogenen Endobronchialblutungen, die nur durch mehrstündige straffe Tamponade gestillt werden konnten. Einmal handelte es sich um eine Probeexcision aus der Tiefe des Mittellappenbronchus bei einem Mittellappensyndrom einer 64jährigen Frau, das zweite Mal um die endobronchiale Entfernung eines ca. 7 cm langen, bis an die Carina polypös vorwachsenden Bronchialadenoms bei einer inoperablen 76jährigen Frau, welche durch die drohende Obstruktionsatelektase der gesamten rechten Lunge ateminsuffizient geworden war. Beide Male verwandten wir diesmal ausschließlich Gamma-Hydroxibuttersäure, weil wir in dem schweren Schockzustand den Patientinnen eine weitere Behandlung gar nicht zumuten wollten. Die Tamponade mußte im ersten Fall 2 Std, im zweiten Fall $3^1/_2$ Std liegenbleiben. Eine Nachinjektion von Relaxantien war in beiden Fällen nicht nötig. Beide Male konnten die Patientinnen nach ihrem Erwachen nichts über Schmerzsensationen aussagen, durch stärkeren Hustenreiz waren wir bei unseren Maßnahmen überhaupt nicht gestört. Gerade dieser zweite Fall schien uns gleichzeitig eine Teilantwort auf die andere schwer zu beantwortende Frage zu sein, ob unsere Maßnahmen bei den 9 Carcinompatienten nicht doch irgendwie lebensverkürzend waren. Diese Patientin nämlich befand sich zu Beginn des Eingriffs in einem sehr schlechten Allgemeinzustand und hatte sich durch den Blutungsschock und die immerhin bis zur Anlage der Tamponade etwa 2–3 min dauernde extreme Hypoxie noch weiter verschlechtert. Dennoch war die Schockbehandlung durch das Narkoticum keinen Augenblick verzögert oder gar gefährdet. Wir sind daher der Meinung, daß die Gamma-Hydroxibuttersäure uns in die Lage versetzt, die aristotelische Forderung an den Arzt zu erfüllen, auch den Menschen mit der richtigen Arznei zu behandeln, der nicht mehr wiederherzustellen ist.

Diskussionsbeitrag

Von **D. Klaucke**

Wir haben im Bundeswehrkrankenhaus Hamburg die Frage der Verwendbarkeit von Gamma-Hydroxibuttersäure für Narkosen unter einfachen Bedingungen überprüft. Ich darf bemerken, daß uns das Natriumsalz der Gamma-Hydroxibuttersäure zur Verfügung stand. Wir setzten hierbei das von Dräger neu entwickelte Feldnarkosegerät Kato 10 ein. Die Beatmung erfolgte ohne Stickoxydul mit sauerstoff-angereicherter Außenluft. Dabei mußten wir die fehlende analgetische Wirkung des Lachgases durch eine höhere Dosierung von Fentanyl ausgleichen. Ich darf an dieser Stelle schon vorwegnehmen, daß die gegenüber anderen Narkoseverfahren verlängerte Nachschlafphase für Narkosen unter einfachen Bedingungen als nachteilig empfunden werden muß. So haben wir insgesamt 30 Narkosen in dieser Form durchgeführt an Patienten verschiedenen Lebensalters, überwiegend aber bei jungen Soldaten, bei urologischen Eingriffen, bei Magen-Gallen-Operationen sowie bei operativen Eingriffen an den Extremitäten. Die Prämedikation erfolgte mit 0,5 mg Atropin und 20 mg Psyquil. In einigen Fällen wurde Dolantin in der Dosierung von 50–100 mg verabreicht. Die mittlere Dosierung für Gamma-Hydroxibuttersäure betrug 0,1 g pro kg Körpergewicht. Im allgemeinen haben wir die gleichen Erfahrungen hinsichtlich des Narkoseverlaufes gemacht wie die anderen Referenten. Doch traten bei unseren jüngeren Patienten, die ja bis auf das chirurgische Leiden gesund waren, Nebenwirkungen des Verfahrens mehr in den Vordergrund. So war das Einschlafen meist erschwert, es traten vermehrt Schweißausbrüche auf. Auch waren Hypertonien ausgeprägter. In einem Fall hielt eine Blutdruckerhöhung, ohne daß eine zusätzliche Erklärung gefunden werden konnte, noch drei Tage nach der Operation an. War während der Operation eine Umlagerung erforderlich, so konnten die Patienten erwachen. In solchen Fällen mußten weitere Gaben von Fentanyl verabfolgt werden. Erbrechen wurde einmal in der Einleitungsphase und dreimal in der postoperativen Phase beobachtet.

Möglicherweise bestand aber hier ein Zusammenhang mit der in der Prämedikation enthaltenen Gabe von Dolantin. Eine notwendig gewordene erneute Operation im unmittelbaren Anschluß an den ersten Eingriff mit erneuter notwendiger tiefer Narkose war möglich lediglich durch Nachinjektion von Fentanyl. Wenn uns die neue Droge LK 240 zur Verfügung stehen wird mit der Ankündigung der verminderten Nebenwirkung, so ergibt sich auch für uns ein interessanter Aspekt. Vielleicht ist es der Überlegung wert, inwieweit in Zukunft durch Verwendung von Gamma-Hydroxibuttersäure für Narkosen unter einfachen Bedingungen und unter Verwendung des Halothan-Kato eine wesentliche Einsparung von Halothan möglich sein wird.

Diskussion

Horatz, K., Hamburg: Herr GOEPEL, darf ich mich noch einmal genau orientieren, ob ich Sie richtig verstanden habe? Sie haben also als Prämedikation kurz vor dem Beginn der Narkose 50 mg Dolantin i.v. gegeben. Liege ich richtig?

Goepel E., Elmshorn: Ja.

Horatz, K., Hamburg: Und das wollte ich jetzt fragen, Sie haben Haloperidol gegeben, aber nicht gesagt, wieviel mg?

Goepel, E., Elmshorn: Ja, wir haben eine Ampulle gegeben.

Horatz, K., Hamburg: Ja, genügt. Und dann haben Sie eingeleitet mit Gamma-OH?

Goepel, E., Elmshorn: Ja, 4 g generell.

Horatz, K., Hamburg: Als Anaesthesist darf ich dazu bemerken, daß 50 mg Dolantin i.v. schon eine erhebliche Dosis sind, so daß ich mich frage, ob Gamma-OH eigentlich dann nur noch dafür nötig wird, um die Patientin aus dem äußeren Geschehen auszuschalten?

Goepel, E., Elmshorn: So war das gemeint.

Rittmeyer, P., Hamburg: Ich habe zu dem Vortrag von Herrn GOEPEL noch etwas zu sagen. Sie haben Haloperidol genommen, und wir wissen ja, daß der antiemetische Effekt dieser Substanz nicht so ausgeprägt ist wie der des Dehydrobenzperidol; Sie sollten sich überlegen, ob Sie nicht auf dieses Mittel überwechseln.

Goepel, E., Elmshorn: Dieses habe ich mit der Firma Janssen diskutiert. Ich wollte ganz auf Dehydrobenzperidol umstellen, sie hat mir abgeraten davon.

Rittmeyer, P., Hamburg: Mit welcher Begründung?

Goepel, E., Elmshorn: Das ist schwer zu sagen. Wir haben deshalb die Frage an die Firma Janssen gestellt, ob wir nicht besser mit Droperidol arbeiten können, weil der antiemetische Effekt des Haloperidols eben nicht den emetischen Effekt des Dolantins überspielt; Dolantin macht doch im wesentlichen das Erbrechen. Wir haben früher die Geburten ohne Haloperidol nur mit Dolantin erleichtert und immer wieder dabei Erbrechen gesehen. Wir waren froh, als über Haloperidol als Zugabe zum Dolantin zum ersten Mal aus der Wuppertal'schen Klinik publiziert wurde. Wegen des Einspruchs der Firma Janssen gegen Droperidol sind wir dann beim Haloperidol geblieben.

Rittmeyer, P., Hamburg: Vielleicht gehen Sie dieser Fage in Ihrer eigenen Klinik noch einmal nach.

Gürtner, Th., Frankfurt: Herr GOEPEL, haben Sie bei Ihren Patienten neuroleptische Nebenerscheinungen beobachtet? Bei 5 mg Haloperidol sind uns früher, zu den Anfängen der Neuroleptanalgesie, kataleptische Erscheinungen aufgefallen.

Goepel, E., Elmshorn: Ja, wir haben zwei solcher Fälle mit extrapyramidalen Symptomen erlebt, bei denen aus Versehen überdosiert worden war; nach einiger Zeit war noch einmal Haloperidol nachinjiziert worden. Einmal ist, ohne daß man darum wußte, ein Patient sogar in die neurologische Abteilung verlegt worden. Hinterher stellte sich heraus, daß eine Schwester die doppelte Dosis Haloperidol in Fraktionen gegeben hatte.

Gürtner, Th., Frankfurt: Wir sind damals bei der Neuroleptanalgesie sogar zurückgegangen von 5 mg auf nunmehr maximal $2^1/_2$ mg, um diese Nebenerscheinungen zu vermeiden.

Goepel, E., Elmshorn: Wir haben diese sonst nicht beobachtet, weil wir meist Haloperidol fraktioniert verabfolgten, d. h. eine halbe Ampulle mit der Prämedikation geben und die zweiten $2^1/_2$ mg zusammen mit Gamma-OH i. v.

Wilske, I., München: Wie verhalten Sie sich bei einer Not-Sectio? Da wird ja wohl Somsanit nicht in Frage kommen.

Goepel, E., Elmshorn: Ich bin in der glücklichen Lage, daß wir einen sehr guten Anaesthesisten im Hause haben, der auch hier anwesend ist. Dieses Problem fällt in seinen Bereich.

Konietzko, W., Elmshorn: Es kommt öfter vor, daß wir eine Not-Sectio bei einem Patienten durchführen, bei dem die Narkose mit Somsanit begonnen wurde. Es ist schwieriger, als wenn man von vornherein eine Narkose geplant gehabt hätte. Denn es ist nicht leicht zu beurteilen, wie tief die Patienten schlafen. Man prüft alles Mögliche und denkt, „aha, das genügt ja wohl", man intubiert, und der Patient bäumt sich auf. Man muß mehr geben, als man sonst gewohnt ist, und es läuft im allgemeinen, obwohl wir jetzt schon einige Übung haben, auf das sonst gewohnte Narkoseverfahren hinaus: Wir führen die Narkose bei der Sectio sonst nach der Abnabelung als Neuroleptanalgesie weiter. Die Patienten sind in dem Augenblick wach, wenn die letzte Naht gemacht ist. Wir können ihnen dann gleich gratulieren; nach der Einleitung mit Somsanit dagegen sind sie hinterher noch recht müde, wenn nicht schläfrig, reagieren auf Anreden mürrisch, bissig, böse, so daß man sie am liebsten in Ruhe läßt.

Wilske, I., München: Mich bewegt die Frage, warum Sie überhaupt Somsanit bei der Sectio verwenden? Weshalb nehmen Sie nicht ein kürzer wirkendes Medikament zur Einleitung?

Konietzko, W., Elmshorn: Wir geben es nur dann bei einer Sectio, wenn die Geburt bereits unter Somsanit eingeleitet wurde.

Beutnagel, H., Hannover: Wir haben Somsanit bei drei Entbindungen bisher angewandt und dabei Veränderungen gesehen, die uns sehr bedenklich gestimmt haben. In zwei Fällen kam es etwa 10–15 min nach Applikation von Somsanit zu einer erheblichen fetalen Bradycardie, nachgewiesen mit dem Kardiotokographen bei direkter Ableitung an der fetalen Kopfhaut. Ich habe die Kurven hier, in einem Fall sank die fetale Herzschlagfrequenz auf 70/min über mehrere Minuten.

Rittmeyer, P., Hamburg: Wie verhielt sich dabei die Herzfrequenz der Mutter?

Beutnagel, H., Hannover: Sie war normal. Also vor Applikation von Somsanit unverändert.

Sie sehen, im Anfang bewegte sich die Herzfrequenz im Normbereich zwischen 120 und 160 und sank dann auf Werte um 70/min ab als Ausdruck einer schweren fetalen intrauterinen Asphyxie. Die Mikroblutanalysenwerte zeigten zu diesem Zeitpunkt einen pH-Wert im präpathologischen Bereich, unter 7,2. Im weiteren Verlauf erholte sich die fetale Herzfrequenz durch Sauerstoff-Überangebot an die Mutter dann langsam, so daß auf eine operative Entbindung in diesem Fall verzichtet werden konnte.

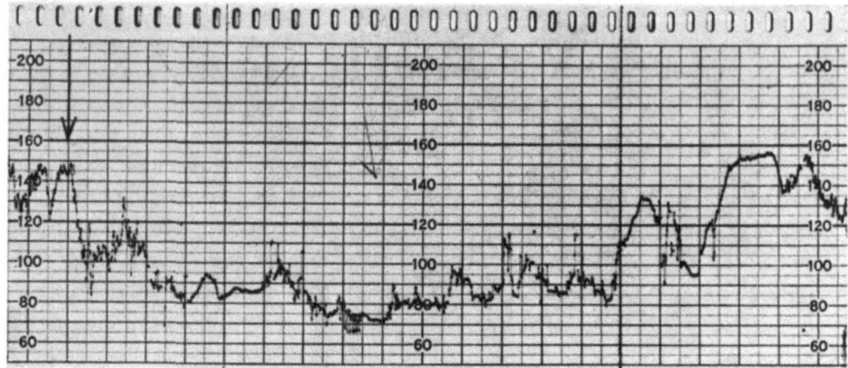

Abb. 1. Pat. S.E., 23 J., II-para, RR 110/70.
Geburtsh. Befund: MM 2 cm, Blase steht, Kopf fest BE, mäßige Wehen. Verlauf: nach Prämedikation von 100 mg Dolantin S und 0,25 mg Atropin wird eine Infusion mit 5 %iger Glucose und 6 VE Orasthin mittels Infusor infundiert und bei ↓ 150 mg Trapanal und 10 ml Somsanit injiziert. Hiernach tritt eine fetale Bradykardie bis zu 80/min auf, die sich nach materner O_2-Atmung und Injektion von 0,25 mg Atropin langsam zurückbildet. Nach ca. 1 Std Spontangeburt eines schläfrig wirkenden Kindes mit einem Apgar-score von 92

Goepel, E., Elmshorn: Darf ich sagen, das war unmittelbar vor Beginn der Preßwehentätigkeit?

Beutnagel, H., Hannover: Nein, Herr Goepel. Ich habe untersucht, als ich die Elektrode angelegt habe, da war der Muttermund noch nicht eröffnet. Er hat sich allerdings dann geöffnet.

Goepel, E., Elmshorn: Das ist natürlich etwas anderes.

Beutnagel, H., Hannover: Diese fetale Herzfrequenz war Atropinrefraktär. Das muß man dazu sagen. Es war also keine Kopfkompression, kein Vaguseffekt. Und die zweite Kurve. In beiden Fällen haben wir post partum eine arterielle Blutgasanalyse gemacht. Die Werte lagen auch erheblich unter dem Normbereich, d. h. unmittelbar 2–3 min post partum ein pO_2-Wert von 15 Torr.

Dieser erholte sich nicht wie normalerweise innerhalb von 6 Std, sondern ganz langsam. Ich weiß nicht, ob man sich eine Verkürzung der Geburtsdauer, die zweifellos erwünscht ist, mit solch schweren Gefahren für den Feten erkaufen sollte.

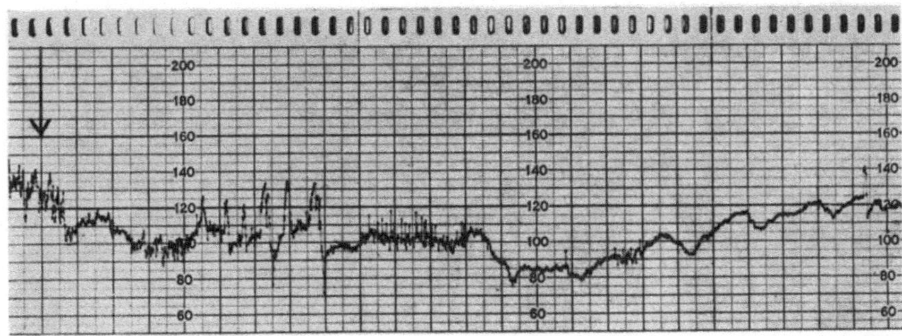

Abb. 2. Pat. A.M., 29 J., I-para, RR 135/75.
Geburtsh. Befund: MM 3–4 cm, Kopf fest BE, Blase gesprungen, gute Wehen. Verlauf: nach Prämedikation von 0,5 mg Atropin wird bei ↓ 125 mg Trapanal und 20 ml Somsanit injiziert. Absinken der fetalen Herzfrequenz auf 70/min! Nach Injektion von 0,25 mg Atropin vorübergehende Besserung der fetalen Herzfrequenz. Nach abermaligem Absinken Entschluß zur Geburtsbeendigung durch Vakuumextraktion wegen intrauteriner Asphyxie. Entwicklung eines asphyktischen Kindes mit einem Apgar-score 1′ von 1! Nach O_2-Beatmung und Injektion von 10 ml $NaHCO_3$ und 10 ml 5%iger Glucose via Nabelkatheter langsame Erholung des Kindes (Apgar-score 5 : 6, Apgar-score 15 : 9)

Rittmeyer, P., Hamburg: Wie interpretieren Sie diese Befunde?

Beutnagel, H., Hannover: Wahrscheinlich sinkt der Blutdruck in der Arteria uterina ab, wie es ja auch z. B. nach Halothan-Gabe oder nach Propanidid – allerdings bisher erst im Tierversuch – nachgewiesen worden ist.

Rittmeyer, P., Hamburg: Ich glaube, daß man diesen Dingen weiter nachgehen muß. Endgültig geklärt sind sie sicher noch nicht.

Goepel, E., Elmshorn: Ich meine, daß die Fallzahl von drei Fällen keine signifikanten Werte ergeben kann. Wir haben bei 500 Entbindungen auch Bradycardien beim Kind erlebt, ohne daß dieses als geschädigtes Kind geboren worden ist. Drei Fälle sind für eine Aussage über eine Methode bestimmt zu wenig. Ich glaube, es müssen noch wesentlich größere Erfahrungen gesammelt werden, auch in großen Kliniken, mit Bestimmung des Säure-Basen-Haushaltes, ehe man ein abschließendes Urteil über diese Methode fällen kann.

Rittmeyer, P., Hamburg: Aus anaesthesiologischer Erfahrung muß ich sagen, wenn sich dieses Zustandsbild durch ein vermehrtes Sauerstoffangebot an die Mutter beheben läßt, dann ist zunächst ja doch an eine Störung der mütterlichen Ventilation zu denken.

Frahm, M., Hamburg: Herr GÜRTNER erwähnt am Rande einen Patienten, der ein Alkoholiker gewesen ist, und die immer wiederkehrende Frage ist, wie verhalten sich Alkoholiker gegenüber einer Narkose? Wir haben uns damit natürlich auch beschäftigt und haben chronische und akute alkoholisierte Meerschweinchen untersucht und ihnen verschiedene Narkotica gegeben. Ich möchte dazu gleich sagen, Gamma-Hydroxibuttersäure oder auch ihr Äthylester verhalten sich wie alle anderen Narkotica, die wir bisher untersucht haben, wie Barbiturate usw., indem die Wirkung durch den gegebenen Alkohol verstärkt wird, d. h., es kommt zu einer stärkeren, länger anhaltenden Wirkung. Bei chronisch alkoholisierten Tieren, die 6–8 Wochen lang jeden Tag Alkohol aus dem Trinkwasser aufgenommen haben und immer einen Blutalkoholwert um 0,8–1,0% aufwiesen, kommt allmählich eine Verkürzung der Narkosezeit zustande. Bei Gamma-Hydroxibuttersäure war es so, daß wir nach 4 Wochen derartiger Behandlung praktisch keine Narkose mehr bei den Tieren mit sonst wirksamen Dosen auslösen konnten. Nach Absetzen des Alkohols kam es erst nach 10 Wochen zur Normalisierung, daß also wieder kontrollierbare Werte hinsichtlich Narkosedauer und Narkosetiefe erreicht werden konnten. Man sollte also bei einem Alkoholiker berücksichtigen, daß Gamma-Hydroxibuttersäure ebenso wie Barbiturate eventuell verändert wirken kann.

Rittmeyer, P., Hamburg: Dann zum Thema „Dauerbeatmung unter Gamma-Hydroxibuttersäure“.

Horatz, K., Hamburg: Herr HASSENSTEIN, wenn ich Sie richtig verstanden habe, war Ihre Indikation für Somsanit auf der Intensivpflegestation der Unruhezustand des Patienten. Ich sehe also gerade bei cerebral bedingten Unruhezuständen, auch bei Epileptikern, nicht unbedingt eine Indikation für Gamma-OH.

Hassenstein, J., Salzgitter: Ich habe zwar heute morgen den pharmakologischen und experimentellen Teil nicht mitgehört, ich würde aber jetzt *prinzipiell* das gleiche sagen, nach dem, was ich jetzt mitbekommen habe. Was das Hirnödem anbetrifft und die Krampfbereitschaft des Schädel-Hirn-Verletzten, ist es so, daß wir Somsanit nicht allein gegeben haben. Insbesondere wurden die Patienten mit Mannit behandelt, im übrigen mit der üblichen Infusionsthearpie.

Horatz, K., Hamburg: Haben Sie Dolantin oder sonst etwas dazugegeben?

Hassenstein, J., Salzgitter: Nein, wir haben gar nichts dazugegeben, nur Somsanit zur Ruhigstellung.

Horatz, K., Hamburg: Nun möchte ich Herrn BUSHART als Neurologen fragen, ob diese Monoanaesthesie im Zustand der Krampfbereitschaft richtig ist?

Bushart, W., Hamburg: Von den theoretischen Voraussetzungen her ist nicht zuzuraten. Ich möchte annehmen, daß die Anaesthesiologen hierfür geeignetere Präparate haben, wie wir sie hier in der Klinik ja auch benützen. Ich kann mich aber nur theoretisch äußern. Ich weiß nicht, was bei Ihnen in der Praxis herausgekommen ist, vielleicht müssen wir bei Ihren Fällen noch die besondere Ausgangslage berücksichtigen mit veränderten cerebralen Voraussetzungen. Möglicherweise reagiert das Hirn unter diesen besonderen Bedingungen auf die Gamma-Hydroxibuttersäure anders. Die individuelle Reaktionsbereitschaft ist schon beim Gesunden recht unterschiedlich. Es käme also auf Ihre praktischen Erfahrungen an. Diese bilden den Gradmesser.

Hassenstein, J., Salzgitter: Es sind meist infauste Fälle gewesen. Wir haben nie gesehen, daß unmittelbar nach der Injektion von Gamma-OH Streckkrämpfe aufgetreten sind.

Bushart, W., Hamburg: Streckkrämpfe wären nicht zu erwarten. Zu erwarten wären eventuell eine vermehrte motorische Unruhe, Myoklonien oder eine vermehrte epileptische Krampfbereitschaft, eine Gefahr, die das Schädelhirntrauma sowieso begünstigt.

Hassenstein, J., Salzgitter: Diese Symptome konnten wir aber nicht feststellen.

Bushart, W., Hamburg: Das wäre vielleicht erst in späteren Beobachtungsphasen möglich gewesen; wielange konnten Sie denn die Patienten verfolgen, bevor sie tot waren?

Hassenstein, J., Salzgitter: Meistens 24–48 Std.

Bushart, W., Hamburg: Die Zeit ist natürlich kurz.

Rittmeyer, P., Hamburg: Herr HASSENSTEIN, Sie haben uns vorwiegend Fälle geschildert, bei denen das Sensorium eingetrübt war. Mich würden nun attente Patienten interessieren, z. B. solche mit einer Rippen-Serien-Fraktur, die aus Gründen der gestörten Atemmechanik beatmet werden mußten. Haben Sie solche auch darunter?

Hassenstein, J., Salzgitter: Wir hatten auch solche Fälle. Dann haben wir entweder Somsanit allein gegeben oder im Wechsel mit Valium/Psyquil gearbeitet und da keine negativen Auswirkungen gesehen.

Rittmeyer, P., Hamburg: Die Frage, die ich gestellt habe, zielt darauf ab, ob Sie Nebenwirkungen, die wir heute vormittag besprochen haben, gerade bei dieser prolongierten Gabe des Mittels vielleicht in verstärktem Maße oder aber in einem abgeschwächten Maß gesehen haben.

Hassenstein, J., Salzgitter: Nebenwirkungen wie Kloni oder Brechreiz haben wir zwar vereinzelt auch gesehen, jedoch nicht so ausgeprägt, daß wir Barbiturate oder Ketamine zugeben mußten. Wir haben überhaupt keine Kombination in dieser Richtung getroffen. Meistens regulierte sich das von selbst ein.

Rittmeyer, P., Hamburg: Dann zum Vortrag SCHUSTER.

Horatz, K., Hamburg: Herr SCHUSTER, Sie haben da einige sehr interessante Fragen aufgerollt. Waren Pancoast-Tumoren darunter?

Schuster, H., Bremen: Ein einziger Pancoast-Tumor.

Horatz, K., Hamburg: Wir wissen ja gerade, daß diese Patienten mit Rippenusuren durch Tumoren für uns eine Crux sind. Wir haben Alkoholinjektionen in den Intercostalraum gemacht und sind damit nicht weitergekommen. Was Sie da schildern, ist äußerst interessant. Ich könnte mir tatsächlich vorstellen, daß hier Gamma-OH sehr viel Gutes leistet. Mich interessiert weiterhin, was Sie bei der Bronchusblutung machen, denn ich habe mich früher gerade mit der Thoraxchirurgie beschäftigte. Haben Sie auch einmal daran gedacht, daß man auch bei schweren Ösophagusvaricenblutungen die Senkstaken-Sonden unter Gamma-OH legen könnte – Sie kennen die oft verzweiflungsvolle Situation; das wäre meiner Ansicht nach genauso sinnvoll wie bei der Bronchusblockade; das wären geeignete Patienten, oder sehen Sie da eine Kontraindikation?

Schuster, H., Bremen: Nein, wir hatten bisher erst eine Ösophagusvaricenblutung; das müßte man auf jeden Fall versuchen.

Horatz, K., Hamburg: Wissen wir etwas über die Blutungsbereitschaft? Hat sich der Quick-Wert verändert? Ich glaube nicht.

Roos, D., Hamburg: Nein, wir haben seinerzeit nur über 24 Std gemessen und nicht unter Dauerbehandlung. Wir haben dabei die Gerinnungszeiten als grobe Orientierung bestimmt.

Gürtner, Th., Frankfurt: Herr SCHUSTER, Sie haben einen Gewöhnungseffekt beobachtet. Ist der immer aufgetreten bei Ihren Patienten?

Schuster, H., Bremen: Er ist bei jedem Patienten aufgetreten. Wir mußten sogar bei unseren 5-Tage-Patienten, das waren zwei, noch etwas höher gehen, also auf 14 Ampullen.

Gürtner, Th., Frankfurt: Und waren dann bei diesen Patienten die Nebenwirkungen wie klinische Krämpfe und Zuckungen vermehrt zu beobachten?

Schuster, H., Bremen: Nein. Das Merkwürdige ist – und deshalb hatte mich Herr HASSENSTEIN so getröstet –, daß wir überhaupt sehr viel weniger Nebenwirkungen erlebt haben, als ich es heute immer wieder geschildert gehört habe. Also ich habe nie Erbrechen gesehen, Hypersalivation oder Tränenfluß habe ich auch nicht beobachtet. Das einzige waren die klonischen Krämpfe, die aber merkwürdigerweise am ausgeprägtesten bei zwei muskulösen Patienten waren, also bei Athleten, die außerdem das größte Gewicht aufgewiesen haben von allen Patienten.

Gürtner, Th., Frankfurt: Und hatten Sie auch einmal die Gelegenheit, einen Patienten wieder wachzubekommen, so daß Sie ihn befragen konnten, was er erlebt hat?

Schuster, H., Bremen: Nein. Ich habe es nie wieder versucht, denn ich habe erlebt, daß die Patienten, wenn sie einmal zu wenig bekommen haben – am Anfang hatten wir ja immer die gleiche Dosierung von zwei Infusionen gegeben – am zweiten oder dritten Tag aufgewacht sind und das gleiche Bild wie vorher geboten haben. Sie haben sofort wieder nach ihrem Morphium geschrien. Befragen konnte man sie auch dann schlecht. Ich hatte diese beiden anderen Patientinnen überhaupt dazwischen genommen, weil sie die einzigen waren, die ich befragen konnte, allerdings hatten sie auch die kürzesten Narkosen: 2–3$^1/_2$ Std Dauer.

Rittmeyer, P., Hamburg: Dann kommen wir zu dem Vortrag KLAUCKE

Gürtner, Th., Frankfurt: Sie haben eine Dosierung von Gamma-OH angegeben von 0,1 g/pro kg Körpergewicht.

Klaucke, D., Hamburg: Ja, im Durchschnitt 5–7 g.

Gürtner, Th., Frankfurt: Ich möchte sagen, wenn ein Patient eben 70 kg wiegt, sind es 7 g. Sicherlich haben Sie da auch Patienten gehabt, die 90 kg wogen. Diese Dosierungen – wir haben das heute beim Vortrag von Herrn BUSHART gesehen – scheinen im EEG erhebliche Veränderungen hervorzurufen. Sie verwenden dann dazu noch Fentanyl. In welcher Dosis geben Sie Fentanyl?

Klaucke, D., Hamburg: Hohe Dosen bei den großen Operationen. Bei Cholecystektomien und Magenoperationen sind wir nicht höher als auf insgesamt 0,4 mg Fentanyl gegangen.

Gürtner, Th., Frankfurt: Und Sie beatmen Ihre Patienten?

Klaucke, D., Hamburg: Ja, voll relaxiert.

Gürtner, Th., Frankfurt: Voll relaxiert und kontrolliert. Ohne Lachgas, nur mit Sauerstoff?

Klaucke, D., Hamburg: Sauerstoff-Luft-Gemisch.

Gürtner, Th., Frankfurt: Und wie waren dann die Patienten am Ende der Operation? Die waren sicher nicht sofort wach. Wie lange haben sie nachgeschlafen?

Klaucke, D., Hamburg: Etwa 1 Std. Und das ist ja unter Feldbedingungen doch eine erheblich lange Zeit.

Gürtner, Th., Frankfurt: Und wie lang war im allgemeinen die Dauer der postoperativen Analgesie? Wann mußten zum ersten Mal, so im allgemeinen, Schmerzmittel gegeben werden?

Klaucke, D., Hamburg: Nach etwa 2 Std. Ketamine und Gamma-Hydroxibuttersäure sind durchaus eine interessante Kombination, vielleicht auch bei Narkosen unter Feldbedingungen. Dennoch möchte ich der Kombination mit Halothan den Vorzug geben. Wir stehen unter Katastrophenbedingungen vor einem personellen Problem. Nicht nur vom ärztlichen Personal, sondern von ausgebildeten Narkosegehilfen werden Narkosen durchgeführt werden müssen. Diese sind an die Verwendung von Halothan gewöhnt und daher würde ich die Kombination Somsanit und Halothan vorziehen.

Gürtner, Th., Frankfurt: Ich möchte dazu nicht Stellung nehmen, weil ich diese Feldbedingungen nicht kenne. Aber ich könnte mir vorstellen, daß die Anwendung von Halothan, einem hochwirksamen und auch nicht ungefährlichen Inhalationsnarkoticum, die an einen Apparat gebunden ist und einen in der Anaesthesie geübten Mann erfordert, etwas aufwendig ist. Ich möchte für die Kombination von Gamma-Hydroxibuttersäure, wie ich sie angewandt habe, nicht dahingehend plädieren, daß sie jeder anwendet, sondern es sollte gezeigt werden, daß dieses Verfahren auch möglich ist. Sicherlich kann Ketamine in Kombination mit anderen Mitteln benützt werden, es gibt da viele, so auch – ein Kollege hat mir heute erzählt – Dehydrobenzperidol, oder auch Nembutal in geringen Dosen; dann ist es tatsächlich möglich, eine somatische Analgesie durchzuführen in der Kombination mit einem Mittel, das die Nebenwirkungen des Ketamine beseitigt. Allerdings gilt das nur für die somatische Analgesie. Das angegebene Verfahren reicht für unsere Bedürfnisse, und ich möchte sagen, sogar für Risikofälle, wobei Ketamine, speziell beim Querschnittspatienten, bei den Tetraplegikern, einen außergewöhnlich großen Vorteil hat, da es den Kreislauf stimuliert. Wenn wir beim Tetraplegiker ein Barbiturat in der üblichen Dosierung anwenden, dann erleben wir einen Blutdruckabfall. Dies gilt auch für andere Mittel wie Epontol in geringen Dosen, aber mit Ketanest im Dauertropf verabreicht, ist es ideal.

Horatz, K., Hamburg: Ich habe mich ja lange genug mit Narkosen unter Feldbedingungen zusammen mit Herrn KLAUCKE beschäftigt. Zunächst möchte ich sagen: Für den Katastrophenfall ist Gamma-OH ungeeignet. Eher aber – wie es eben hier Herr GÜRTNER gesagt hat – Ketamine, mit oder ohne Apparat. Die Kombination mit Petidin oder Fentanyl, wie es hier auch anklang, kann ein brauchbares Verfahren ergeben.

Rittmeyer, P., Hamburg: Wir haben im Jahre 1967 Untersuchungen bei Ihnen, Herr KLAUCKE, an jungen, gesunden, kräftigen Bundeswehrsoldaten durchgeführt und gleichzeitig hier bei uns im Rahmen der Risikochirurgie. Nach Sichtung der Ergebnisse waren wir uns, glaube ich, einig, daß die Operation an jungen, kräftigen Menschen keine Indikation für die Anwendung von Gamma-OH darstellt. Man muß zu hoch dosieren und mit dieser hohen Dosierung treten wohl auch die Nebenwirkungen ganz in den Vordergrund. Unbestrittene Vorteile haben wir damals in der Alterschirurgie gesehen. Und ich glaube, gerade die Gegenüberstellung dieser beiden Kollektive zeigt Indikationen und Kontraindikationen auf.

Wilske, I., München: Wenn Sie die Indikation hauptsächlich auf den Bereich der Risikopatienten beschränkt wissen möchten, dann muß man sich doch überlegen, ob die Tatsache, daß Gamma-OH die Atemmittellage verschiebt, für Emphysematiker z. B. problematisch werden könnte. Wir haben in unserem Kollektiv schon einige Patienten mit Emphysem, aber doch nicht viele oder zumindest nicht genug, um darüber Aufschluß geben zu können.

Rittmeyer, P., Hamburg: Es ist die Frage, ob dieses Problem bei der Kombinationsnarkose bedeutend ist, wenn die Patienten intubiert sind und kontrolliert beatmet werden. Wir beatmen diese Patienten grundsätzlich kontrolliert oder assistiert.

Wilske, I., München: Ja, aber während der Einschlafphase atmen sie ja spontan, und dann würde es wichtig sein.

Rittmeyer, P., Hamburg: Ich glaube nicht, daß dies für die wenigen Minuten von Bedeutung ist. Theoretisch mag der Einwand richtig sein, aber sicher nicht von klinischer Relevanz. Wir haben in dieser Richtung nie etwas Nachteiliges gesehen.

Horatz, K., Hamburg: Ich glaube, das erste Stichwort ist gefallen, Gamma-OH und Alterschirurgie. Einverstanden. Ich glaube, man sollte sich auch jetzt darüber klar sein, ob Gamma-OH-Monoanaesthesie oder – wie es ja hier fast überall anklang – ein klein bißchen ‚davon', ein klein bißchen ‚davon'. Ich glaube schon, daß man die lange Einleitungsphase dem Patienten gegenüber und auch dem Personal gegenüber verantworten sollte, gerade beim Risikopatienten. Beim Risikopatienten sollte keine Barbiturateinleitung – wegen der Blutdruckdepression – vorgenommen werden, warum dann nicht Ketamine?

Gürtner, Th., Frankfurt: So viel wir heute erfahren haben, kann man Gamma-OH als Mononarkoticum gar nicht verwenden, und zwar deshalb, weil es im klinischen Sinne, vor allem bei meinem Patientengut, vorwiegend kräftigen Männern, nicht ausreicht, und keine Narkose im herkömmlichen Sinne macht, sondern lediglich eine Somnolenz.

Rittmeyer, P., Hamburg: Ich möchte jetzt an Frau Frahm noch eine Frage stellen.
Ist die Kombination von unterschwelligen Dosen Barbiturat und Gamma-Hydroxibuttersäure sinnvoll für die klinische Anwendung?

Frahm, M., Hamburg: Wir haben es probiert und gesehen, daß es geht, und daß man die Wirkung sehr erheblich verbessern kann. Ich glaube nicht, daß die Barbiturate an sich das ideale Kombinationsmittel sind. Aber ich würde sagen, daß vielleicht Phenothiazinderivate oder etwas Ähnliches mit einem weniger ausgeprägten neuroleptischen und einem stärker sedierenden Effekt günstiger sind, weil man damit die Nebenwirkungen ausschalten und wegen des leicht sedierenden Effektes eine verstärke narkotische Wirkung bekommen kann.

Rittmeyer, P., Hamburg: Welche Dosierung würden Sie, jetzt bezogen natürlich auf Ihre Tiere, für optimal halten, wenn Sie eine Kombinationsnarkose mit Gamma-Hydroxibuttersäure empfehlen sollten? Welche Dosis sollte man nicht überschreiten?

Frahm, M., Hamburg: Das kann ich Ihnen nicht sagen.

Horatz, K., Hamburg: Ich glaube, da sollten wir auch wieder vorsichtig sein. Erstens wird dann in absehbarer Zeit einmal jemand kommen, der mit Gamma-OH in der Kinderanaesthesie anfängt. Wir wissen, daß Kinder hinsichtlich der Dosierung unsere Vorstellungen immer wieder durcheinander bringen. Entweder brauchen sie viel weniger oder sie brauchen das Vielfache mehr. Herr BUSHART hat doch verschiedene Dosierungen geprüft und seine Ergebnisse sollte man doch beherzigen. Man sollte überhaupt bei allen Anaesthetica nicht immer von der Höchst- oder Mindestdosierung sprechen, sondern man sollte sich herantasten. So war das auch bei der Neuroleptanalgesie. Wenn ich zurückdenke, was da an Fentanyl und Dehydrobenzperidol gegeben worden ist, als wir damit anfingen, und was man heute noch davon nimmt! Und vor allen Dingen, wenn man Halothan noch dazu nimmt, dann kommt man mit wenig aus. Ich möchte davor warnen, den Pharmakologen hier fixieren zu wollen.

Rittmeyer, P., Hamburg: Wir haben mit etwa 35 mg/pro kg Körpergewicht dosiert. Diese Dosierung ist mehr oder minder zufällig zustandegekommen, weil nämlich 2 g in einer Ampulle waren. Nun frage ich Sie, Fräulein BESSERT, glauben Sie, daß diese Dosierung von ca. 35 mg/pro kg Körpergewicht ausreichend ist oder daß man eher etwas mehr geben sollte?

Bessert, I., Hamburg: Ich hatte den Eindruck, daß junge Leute, – z. B. dieser junge Mann, dem wir zunächst nur 2 g gegeben hatten, – ohne eine Prämedikation mit dieser Dosis nicht einzuschläfern waren. In der Kombination kann das anders sein.

Rittmeyer, P., Hamburg: Nun, wir sind ja bestrebt, ein Kombinationsverfahren anzuwenden, und Sie sagten auch, daß die Toxicität des Mittels eben in dieser Kombination wesentlich gesenkt wird. Glauben Sie, daß man eine Kombinationsanaesthesie mit dieser Dosierung von 35 mg durchführen kann, oder sollte man diese noch auf 40 oder 45 mg erhöhen?

Wilske, I., München: Bei unserem relativ großen Patientengut haben wir das umgekehrte Problem. Wir geben Somsanit im Anschluß an die Narkose und nicht zur Einleitung. Dennoch möchte ich darauf verweisen, daß sich die benötigte Dosis tatsächlich nicht vorher bestimmen, auch nicht abschätzen läßt, es sei denn, man geht von dem Narkosemittelverbrauch während der vorangegangenen Narkose aus. Wir haben dennoch in ein paar Fällen uns sehr gründlich geirrt. Ich darf drei Beispiele nennen. Ein Patient mit 57,8 kg Körpergewicht bekam 5 ml Somsanit von der 20%igen Lösung, das sind also dann 1 g. Er schlief 30 min, hatte eine leere Anamnese, also hinsichtlich Leber oder Alkoholismus. Ein zweiter Patient mit praktisch gleichem Gewicht, 55 kg, erhielt 10 ml und schlief 4 min, er hatte eine Hepatopathie, also mit 2 g bei Hepatopathie schlief er nur 4 min. Ein etwas schwerer Patient, 68 kg, bekam ebenfalls 10 ml und schlief 55 min bei leerer Anamnese. Ich glaube, diese drei Beispiele erläutern ganz gut, wo die Problematik der Dosierung dieses Medikamentes doch liegt.

Gürtner, Th., Frankfurt: Es muß eben individuell dosiert werden.

Rittmeyer, P., Hamburg: Diese individuelle Dosierung ist bei einem langsam anflutenden Mittel außerordentlich schwierig, denn man weiß nicht, wie der weitere Verlauf sein wird, ob es nicht noch innerhalb der nächsten 5–10 min, wenn man dann nachinjiziert hat, zu einer Vertiefung der Narkose ohnehin gekommen wäre.

Nun wurde heute morgen schon, von Herrn Professor Horatz das Problem der Nomenklatur angeschnitten. Und vielleicht darf ich Herrn Dr. Köhler bitten, zu diesem Problem noch einmal Stellung zu nehmen.

Köhler, F., Alsbach: Nach der Genfer Nomenklatur, die für die Chemie, und die angeschlossenen, verwandten Wissenschaften verbindlich ist, muß die Substanz richtig als Gamma-Hydroxibuttersäure benannt werden. Das Natriumsalz heißt demnach entweder Natrium-Gamma-Hydroxibutyrat oder gamma-hydroxibuttersaures Natrium; der Ausdruck Gamma-OH wird in Frankreich als Markenname verwendet und ist daher streng firmenbezogen.

Horatz, K., Hamburg: Wenn Sie unter der Genfer Bezeichnung im Schlagwortverzeichnis nachsehen, finden Sie es unter dem Wort nicht. Die Abkürzung Gamma-OH würde uns allen das Los erleichtern, wenn wir so die Substanz auffinden.

Gürtner, Th., Frankfurt: Vielleicht könnte man noch differenzieren zwischen Gamma-OH-Säure und -ester, sobald beide Mittel im Handel sind. Aber ich glaube, der Ester ist nur erst in der Erprobung.

Rittmeyer, P., Hamburg: Bevor wir zum Schluß kommen, möchte ich noch eine letzte Frage anschneiden, die unbedingt noch heute beantwortet werden sollte: Sollen wir ganz vom Natriumsalz der Gamma-Hydroxibuttersäure abgehen und nur den Äthylester verwenden?

Frahm, M., Hamburg: Nach unseren experimentellen Untersuchungen würde ich dies vorschlagen, weil der Esther doch etwas schneller wirkt, vielleicht auch dosierungsmäßig ein bißchen mehr Variation bietet. Bei dem Natriumsalz stellt sich immer das Problem, entweder es wirkt oder es wirkt nicht. Das scheint mir beim Ester etwas besser zu sein. Außerdem habe ich doch einigermaßen herausarbeiten können, daß die Wirksamkeit, die Wirkungsintensität beim Ester wegen eines schnelleren Konzentrationsanstiegs besser ist. Insofern sollte man doch dem Ester den Vorrang geben. Auch die Nebenwirkungen, vor allen Dingen also die Zuckungen, die immer wieder beobachtet wurden, sind beim Ester nach unseren Erfahrungen weniger ausgeprägt als beim Natriumsalz.

Zur Nomenklatur: Ich halte die Bezeichnung Gamma-OH für unglücklich, denn Gamma-OH kann viel sein. Gamma bezeichnet ja nur die Stellung einer OH-Gruppe, die Verbindung muß mindestens 4 C-Atome haben, dann ist alles Gamma-OH. Das Gamma-OH wird an und für sich im französischen Sprachkreis verwendet, die Engländer sprechen von Butyraten oder sie kürzen es GHB ab.

Rittmeyer, P., Hamburg: Unsere Entscheidung für den Äthylester dürfte auch durch die Mitteilung von Herrn Dr. Köhler beeinflußt werden, der uns sagte, daß dieser Äthylester in wesentlich reinerer Form hergestellt werden kann als das Natriumsalz, und ich glaube, diese Tatsache ist doch ganz bedeutsam.

Gürtner, Th., Frankfurt: Sind Untersuchungen bekannt über die Passierbarkeit der Blut-Liquor-Schranke durch Gamma-OH als Säure oder Ester?

Köhler, F., Alsbach: Mit dem Gamma-Hydroxibutyrat wurden entsprechende Untersuchungen durchgeführt. Nachdem van Gelder 1958 gezeigt hatte, daß die acht Jahre zuvor von Roberts und Mitarbeitern im Säugetierhirn entdeckte Gamma-Aminobuttersäure bei parenteraler Applikation die Bluthirnschranke nicht passiert, nachdem im gleichen Jahr, also 1958, Albers, Roberts und Mitarbeiter die enzymatische Transformierung der Gamma-Aminobuttersäure zu Gamma-Hydroxibuttersäure in vivo aufgeklärt hatten, wurde 1960 von Laborit gezeigt, daß die Hydroxiverbindung die Blut-Liquor-Schranke ungehindert durchschreitet.

Die gleichen Verhältnisse werden bei dem korrespondierenden Äthylester vorliegen.

Frahm, M., Hamburg: Meinen Sie nicht, daß der Ester schneller eindringt und es dadurch akut zu einer höheren Konzentration im Gehirn kommt?

Köhler, F., Alsbach: Das kann sein. Hierzu sollten die in der Literatur bekannten quantitativen Verteilungsgrößen von Gamma-Hydroxibutyrat in den verschiedenen Organen berücksichtigt werden und die Konzentration im Gehirn, wo der Wirkstoff mit der relativ großen Menge von 0,3 μMol pro Gramm Gehirn angereichert ist.

Frahm, M., Hamburg: Ich habe immer die schnellere Wirkung des Esters auf die bessere Durchdringung der Lipoidmembran zurückgeführt und nehme an, daß dadurch auch eine schnellere Resorption und eine schnellere Anreicherung im Gehirn möglich ist. Wirksam ist zweifellos immer die GHB.

Rittmeyer, P., Hamburg: Ich glaube, diese Frage ist jetzt nicht zu beantworten. Hierzu sind noch weitere Untersuchungen erforderlich. Ich glaube auch, daß Sie, meine Damen und Herren, nun lange genug ausgeharrt haben und daß man Ihnen jetzt nicht noch die Klärung von Detailfragen zumuten sollte, die für die klinische Anwendung ohnehin ohne Bedeutung sind.

Schlußwort

Von **P. Rittmeyer**

Wenn ich nun zum Schluß dieses Symposions komme und eine Zusammenfassung geben soll, so sehe ich mich dazu nicht in der Lage. Die Einzelheiten, die hier heute vorgetragen wurden, waren in ihrer Vielzahl viel zu erdrückend, und man würde den Referenten sicher unrecht tun und sie nicht genug würdigen, wenn man jetzt einen derartigen Versuch unternehmen wollte. Es sei mir aber trotzdem gestattet, einige wenige Fakten herauszugreifen. Eins dieser Fakten ist, daß der Äthylester doch ohne Frage wohl dem Natriumsalz der Gamma-Hydroxibuttersäure überlegen ist und daß man die klinische Anwendung daher auf diesen beschränken sollte. Ein weiterer Punkt ist, daß die Prämedikation stets Dehydrobenzperidol enthalten sollte, um den günstigen antiemetischen Effekt dieses Mittels auszunützen.

Der Blutdruck blieb bei Narkosen mit Gamma-Hydroxibuttersäure auch in der Kombination recht stabil, vergleichbar mit der Wirkung von Ketamine. Daraus ergaben sich besondere Indikationen bei Hypotonikern. Nach den Untersuchungen, insbesondere auch von Fräulein Wilske, ist es fragwürdig, ob ein vorliegender Hypertonus eine echte Kontraindikation darstellt.

Summary

With W. Bushart in the chair, the morning session was opened by Mrs. M. Frahm with a comprehensive paper entitled "Pharmacological Investigations of Gamma-hydroxybutyric acid Derivatives". Mrs. Frahm reported the results of experiments on animals with gamma-hydroxybutyric acid ethylester (GHB-E). These investigations showed that GHB-E, with a relatively lower toxicity than that of the corresponding sodium salt of GHB, is a more effective hypnotic and exhibits a better relationship between the toxic and the effective dose. Soporific action takes effect more rapidly. In experiments on animals GHB-E shows certain analgesic properties but their degree has not yet been established quantitatively. The action of GHB-E can be reinforced with barbiturates without any significant change in the duration of sleep and without impairing breathing. Whereas GHB exerts a sedative action for a considerable length of time after the animals wake up, the test animals became completely lively again immediately after the end of the soporific effect of GHB ester; this finding is typical of the ester. In cases of cardiazol spasms GHB lowers the spasm threshold in the wearing-off stage of anaesthesia; this effect is not so pronounced with GHB ester.

W. Bushart subjected the "Electrophysiological and clinical neurological findings in Anaesthesia with Gamma-hydroxybutyric acid" to a critical analysis. He compared references in the literature to the anaesthetic action of GHB with his own investigations on 5 test subjects. Somsanit, the sodium salt of GHB, was used for the purpose of these tests. Contrary to other investigators before him, W. Bushart was not able to interpret either his clinical or electro-encephalographic findings as representing the elements of a natural sleep. Used alone, GHB causes crises in the autonomic nervous system and electric changes in the brain which in no case correspond to the known physiological stages of falling asleep. The strength and duration of the EEG changes depended on the dose and exhibited patterns which are never registered in sleep. It can be proved that GHB is not a sleep inducing agent but a genuine anaesthetic. It produces an increase in central stimuli which originates in the brain stem; at the same time the cerebral cortex is so strongly inhibited that no clinical effects are produced. The formatio reticularis of the brain stem is not inhibited at all by GHB or to such a strikingly small degree that there is still a response to stimuli even in a state of deep unconsciousness. Higher doses lead to analgesia.

K. SCHMALBACH made suggestions for lines of research with GHB and the interpretation of its effects. After further discussion concerning the analgesic effects and effective dose, site of action and comparisons of the findings in experiments on animals with human conditions, I. BESSERT read a paper on "Clinical Experience with Gamma-hydroxybutyric acid derivatives". Comparative evaluations were made on a group of 50 patients who had been anaesthetised with the ethyl ester of GHB. It was used in every case as a component of mixed anaesthesia, with injection of an average dose of about 35 mg GHB-ethylester per kg of body weight. A preliminary impression that GHB produces a pronounced increase in blood pressure was not confirmed. Sometimes motor reactions occurred in the induction stage (clonus of the extremities, fasciscular spasms), respiration remained free, regular and sufficiently deep. Fundamental importance was attached to premedication. The nausea that occurred in some cases could be completely prevented by premedication with Dehydrobenzperidol. An advantage of the GHB ester appears to consist in the fact that it does not cause blood pressure to fall but rather to rise; this property would therefore be advantageous in cases of threatened or existing hypotension. This detailed exposition of clinical experience was illustrated by a film.

In the following discussion TH. GÜRTNER also emphasised the importance of premedication, including atropine and phenothiazine when GHB is used. With this procedure the crises of the autonomic nervous system are substantially reduced or are stopped altogether.

I. WILSKE pointed out that nausea and vomiting after GHB could always be stopped reliably by a further injection of GHB. D. Roos reported his investigations into the action of GHB on the blood picture, which showed no special effects or deviations from normal apart from the potassium level, where a slight extracellular hypopotassaemia was observed. J. KLÖPFEL dealt thoroughly with the question of the action of anaesthetics on the blood pressure and described the fundamental principles of the regulation of the circulatory system.

At the beginning of the afternoon session, with P. RITTMEYER in the chair, F. KÖHLER was requested to give an account of his work on GHB and its derivatives and to deal particularly with the question why the ethyl ester of GHB was given preference, and how constitutional differences in the basic structure of GHB could be substantiated from the anaesthetic standpoint. The next speaker was E. GOEPEL, who described his experience with GHB in obstetrics. He gave an exact account of the methodical procedure used with GHB in 500 deliveries under anaesthesia that were checked with an accurate electrocardiotokograph and was able to show that the heart sounds of the infant did not diminish, that the respiration of the infant was sufficiently deep and that delivery under anaesthesia with GHB certainly represents a new step forward which it would be advantageous to practise.

I. Wilske then reported on his experiences with Somsanit in gynaecological operations where the result of the diagnosis of an intra-operative frozen section must be awaited before the decision to proceed with the main operation is made. GHB had proved very successful for the prolongation of anaesthesia in biopsies in 230 cases of unselected patients who were classified according to age, disease and case history.

The paper by P. Janecek on experiences with GHB in caesarian deliveries was read by P. Rittmeyer. In a total of 214 sections no complications occurred either with mother or child. The newborn infants breathed spontaneously in all cases and were awake immediately after delivery. Th. Gürtner read a comprehensive paper on his experiences with ketamine in combination with Gamma-hydroxybutyric acid in accident surgery. After an exact description of the procedure used with this mixed anaesthesia the advantages obtained in comparison to the use of ketamine alone were assessed in detail.

The next speaker, Hassenstein, described his experiences with Somsanit (GHB) in cases of prolonged artifical respiration observed in the intensive care ward. Somsanit was used to eliminate severe motor disturbance and for the toleration of the endotracheal tube. The interesting observation was made that the duration of the action of Somsanit diminished in the course of slow drip infusion carried out continuously over a number of days. H. Schuster followed with an interesting report on the alleviation of pain in incurable cancer patients with whom other modern analgesics, either alone or in combination, had failed to bring relief. The doctor in charge then comes to the point where me must exceed the highest permissible opiate dose and risk the premature death of the patient. In such cases Somsanit, administered as continuous drip infusion, had proved to be an astonishingly effective drug.

The session was concluded with a paper by D. Klaucke on his experience with GHB in anaesthesia under simple conditions, followed by an extremely lively and creative discussion of all the papers read.

Literaturzusammenstellung
über
Gamma-Hydroxibuttersäure
(chronologisch)

1. Saytzeff: Synthese der gamma-Oxybuttersäure. Ann. **171**, 258 (1874).
2. Sonne, W.: Über gamma-oxybuttersäure. Inaug. Dissertation. Univ. Würzburg **1881**.
3. Bessmann, P. et al.: Gamma-Hydroxybutyrate a Normal Brain Metabolite. Nature **200**, 1207 (1963).
4. Letterrier, F.: Etude de nouvelles thérapeutiques des états de choc basée sur l'exploration physique et biologique des circulations hépatique et rénale. Rev. Agressologie IV, 343 (1963).
5. Reynier, M.: Effet de la carnitine associée au 4-hydroxybutyrate de sodium sur le fonctionnement de l'oreillette isolée du lapin en hypothermie. Revue Agressologie IV, 451 (1963).
6. Fishbein, W. N. et al.: Gamma-Hydroxybutyrate in Mammalian Brain. J. biol. Chem. **239**, 357 (1964).
7. Bessmann, S. P. et al.: Gamma Hydroxybutyrate and Gamma Butyrolactone: Concentration in Rat Tissues during Anesthesia. Science **143**, 1045 (1964).
8. Mitrophanov, V. S. et al.: Die experimentelle Auswertung der Toxizität des gamma-oxybuttersauren Natrium. Ref. in: Pharm. industr. **26**, 764 (1964).
9. Simon, E. et al.: A propos d'une méthode d'accouchement dirigé avec narcose et suppression totale de la douleur. Rev. Agressologie VI, 79 (1965).
10. Uspenskij, A. E.: Der Einfluß des Gamma-oxybuttersauren Natriums auf diemono- und polysynaptischen Reflexe in dem System des Trigeminusnervs. Ref. in: Pharm. industr. **27**, 677 (1965).
11. Serebryakov, L. A.: Einfluß von Natrium-y-hydroxybutyrat auf die Wirkung von Narkotika. Angew. Chem. **77**, 60 (1965).
12. Stamm, H.: Die allgemeine Geburtsanaesthesie mit 4-Hydroxy-Buttersäure. Geburtsh. u. Frauenheilk. **25**, 33 (1965).
13. Weber, B., Baron, C.: Considérations critiques sur la méthode du cœur suspendu à propos de l'action cardio-vasculaire du 4-hydroxybutyrate de Na. Rev. Agressologie VI, 105 (1965).
14. Bizot, J., Laborit, G.: Anesthésie générale au Gamma-OH au cours des cathéterismes cardiaques chez l'enfant. Rev. Agressologie VI, 223 (1965).
15. Laborit, H., Weber, B., Essai d'interprétation du mode d'action métabolique de certains agents neurotropes. Revue Agressologie VI, 169 (1965).
16. Lamarche, M. et al.: Etude expérimentale de l'action du 4-hydroxybutyrate de sodium sur les appareils cardio-vasculaire et respiratoire du cobayel. Rev. Agressologie VI, 49 (1965).
17. Laborit, H. et al.: Etude préliminaire concernant le rôle possible du tissu conjonctif dans l'établissement de l'hypothermie profonde. Rev. Agressologie VI, 63 (1965).

18. Szántó, I. et al.: Première utilisation du 4-hydroxybutyrate de Na en chirurgie infantile. Rev. Agressologie VI, 215 (1965).
19. Kvasnoi, R. I. et al.: Der Einfluß des 4-oxybuttersauren Natrium auf die Hemmung des ZNS bei schmerzhaften Reizungen. Ref. in: Pharm. industr. **28**, 697 (1966).
20. Vargiv, L. et al.: Literatur zu Natrium-gamma-hydroxibutyrat. Boll. Soc. ital. bid. sper. **42**, 1933 (1966).
21. Pietra, G. D. et al.: In vivo conversion of gamma-hydroxybutyrate into gamma-aminobutyrate. Nature **210**, 733 (1966).
22. Curjukanov, V. V.: Der Einfluß des oxybuttersauren Natrium auf die Erregungsleitung in den afferenten Wegen des N. splanchnicus. Ref. in: Pharm. industr. **29**, 83 (1967).
23. Laborit, G. et al.: Wirkung der oralen Zufuhr von Natrium-4-hydroxybutyrat auf die Ausscheidung von Corticosteroiden im menschlichen Harn. C. **138**, 194/1596 (1967).
24. Mićić, D. et al.: Changes of Gamma-aminobutyric Acid, Glutamic Acid and Aspartic Acid in Various Brain Structures of Cates deprived of Paradoxical Sleep. Nature **215**, 169 (1967).
25. Szántó, K., Nemes, A.: Gamma-hydroxybutyrat als energisch wirksames schmerzstillendes Mittel. (Vorläufige Mitteilung.) Orvosi Hetilap **108**, 61 (1967).
26. Madjidi, Abbas: Gamma-Hydroxybutyrat, ein neues intravenöses Narkoticum. Anaesthesist **16**, 6 (1967).
27. Kren, F.: Wirkung des gamma-Butyrolactons auf den Gehalt des Hirns an Monoaminen. Aus C. **134**, 1600 (1967).
28. Harmel, M. M.: Literatur zu Natrium-gamma-hydroxibutyrat. Jap. I. Anaesth. **16**, 675 (1967).
29. Curjukanov, V. V.: Einfluß des Natriumhydroxybutyrats auf die afferente Reizleitung im Nervus splanchnicus major. Aus C. **139**, 1629 (1968).
30. Zakusov, V. V., Der Einfluß des oxybuttersauren Natrium auf die Aktivität von Anästhetika. Pharm. industr. 30, 158 (1968).
31. Kvasnoi, R. I. et al.: Der Einfluß des oxybuttersauren Natriums auf die Vorgänge der zentralen Hemmung. Arzneimittel-Forsch. **30**, 22 (1968).
32. Mirzojan, S. A. et al.: Der Einfluß der gamma-Aminobuttersäure auf den Hirnblutstrom und die Sauerstoffspannung im Gehirn. Arzneimittel-Forsch. **30**, 22 (1968).
33. Beyermann-Urbig, G.: Über eine neue Anaesthesieform für die Sectio caesarea. Anaesthesist **17**, 11 (1968).
34. Lamberti, G.: Über die Schlafentbindung mit Gamma-Hydroxy-Buttersäure. Zbl. Gynäk. **30**, 973 (1969).
35. Charkevič, D. A. et al.: Der Einfluß des oxybuttersauren Natriums auf die Erregungsleitung in den afferenten Systemen bei der sensorischen Stimulierung unterschiedlicher Modalität. Ref. in: Pharm. industr. **9**, 643 (1969).
36. Vysockaja, N. B. et al.: Der Einfluß des oxybuttersauren Na auf den Gehalt an Noradrenalin sowie K- und Na-Ionen im Rattengehirn. Aus: Pharm. industr. **31**, 25 (1969).
37. Kondrašin, A. D.: Der Einfluß des oxybuttersauren Natriums auf das Schmerzempfinden von Mensch und Tieren. Ref. in: Pharm. industr. **32**, 39 (1970).
38. Hunter, A. S. et al.: An Evaluation of Gamma-Hydroxybutyric Acid in Paediatric Practice. Brit. J. Anaesth. **43**, 620 (1971).

39. Rittmeyer, P: Bericht über das Kolloquium über experimentelle und klinische Erfahrungen mit Gamma-Hydroxibuttersäure in Hamburg-Eppendorf. Anaesthesist **8**, 330 (1971).
40. Maltzan, R.: Die Gammahydroxybuttersäure in der Intensivpflege. Anaesthesiolog. Inform. **6**, 197 (1971).
41. Dundee, J. W.: Comparative Analysis of Intravenous Anesthetics. Anesthesiology **35**, 145 (1971).
42. Kronschwitz, H.: Narkose und Operationsfähigkeit. Ref. in: Ärztl. Praxis **24**, 2147 (1972).
43. Wegener, E.: Erweiterte Möglichkeiten der Kombinationsnarkose mit gamma-Hydroxibuttersäure (im Druck).

Anaesthesiology and Resuscitation · Anaesthesiologie und Wiederbelebung

Anesthésiologie et Réanimation

Erschienene Bände:

1 Resuscitation Controversial Aspects. Chairman and Editor: Peter Safar

2 Hypnosis in Anaesthesiology. Chairman and Editor: Jean Lassner

3 Schock und Plasmaexpander. Herausgegeben von K. Horatz und R. Frey. Vergriffen.

4. Die intravenöse Kurznarkose mit dem neuen Phenoxyessigsäurederivat Propanidid (Epontol®). Herausgegeben von K. Horatz, R. Frey und M. Zindler

5 Infusionsprobleme in der Chirurgie. Herausgegeben von U. F. Gruber und M. Allgöwer

6 Parenterale Ernährung. Herausgegeben von K. Lang, R. Frey und M. Halmágyi

7 Grundlagen und Ergebnisse der Venendruckmessung zur Prüfung des zirkulierenden Blutvolumens. Von V. Feurstein

8 Third World Congress of Anaesthesiology

9 Die Neuroleptanalgesie. Herausgegeben von W. F. Henschel

10 Auswirkungen der Atemtechnik auf den Kreislauf. Von R. Schorer

11 Der Elektrolytstoffwechsel von Hirngewebe und seine Beeinflussung durch Narkotica. Von W. Klaus

12 Sauerstoffversorgung und Säure-Basenhaushalt in tiefer Hypothermie. Von P. Lundsgaard-Hansen

13 Infusionstherapie. Herausgegeben von K. Lang, R. Frey und M. Halmágyi

14 Die Technik der Lokalanaesthesie. Von H. Nolte

15 Anaesthesie und Notfallmedizin. Herausgegeben von K. Hutschenreuter

16 Anaesthesiologische Probleme der HNO-Heilkunde und Kieferchirurgie. Herausgegeben von K. Horatz und H. Kreuscher

17 Probleme der Intensivbehandlung. Herausgegeben von K. Horatz und R. Frey

18 Fortschritte der Neuroleptanalgesie. Herausgegeben von M. Gemperle

19 Örtliche Betäubung: Plexus brachialis. Von Sir Robert R. Macintosh und W. W. Mushin

20 Anaesthesie in der Gefäß- und Herzchirurgie. Herausgegeben von O. H. Just und M. Zindler

21 Die Hirndurchblutung unter Neuroleptanaesthesie. Von H. Kreuscher

22 Ateminsuffizienz. Von H. L'Allemand

23 Die Geschichte der chirurgischen Anaesthesie. Von Thomas E. Keys

24 Ventilation und Atemmechanik bei Säuglingen und Kleinkindern unter Narkosebedingungen. Von J. Wawersik

25 Morphinartige Analgetica und ihre Antagonisten. Von Francis F. Foldes, Mark Swerdlow, and Ephraim S. Siker

26 Örtliche Betäubung: Kopf und Hals. Von Sir Robert R. Macintosh und M. Ostlere

27 Langzeitbeatmung. Von Ch. Lehmann

28 Die Wiederbelebung der Atmung. Von H. Nolte

29 Kontrolle der Ventilation in der Neugeborenen- und Säuglingsanaesthesie. Von U. Henneberg

30 Hypoxie. Herausgegeben von R. Frey, K. Lang, M. Halmágyi und G. Thews

31 Kohlenhydrate in der dringlichen Infusionstherapie. Herausgegeben von K. Lang, R. Frey und M. Halmágyi

32 Örtliche Betäubung: Abdominal-Chirurgie. Von Sir Robert R. Macintosh und R. Bryce-Smith

33 Planung, Organisation und Einrichtung von Intensivbehandlungseinheiten am Krankenhaus. Herausgegeben von H. W. Opderbecke

34 Venendruckmessung. Herausgegeben von M. Allgöwer, R. Frey und M. Halmágyi

35 Die Störungen des Säure-Basen-Haushaltes. Herausgegeben von V. Feurstein

36 Anaesthesie und Nierenfunktion. Herausgegeben von V. Feurstein

37 Anaesthesiologie und Kohlenhydratstoffwechsel. Herausgegeben von V. Feurstein

38 Respiratorbeatmung und Oberflächenspannung in der Lunge. Von H. Benzer

39 Die nasotracheale Intubation. Von M. Körner

40 Ketamine. Herausgegeben von H. Kreuscher

41 Über das Verhalten von Ventilation, Gasaustausch und Kreislauf bei Patienten mit normalem und gestörtem Gasaustausch unter künstlicher Totraumvergrößerung. Von O. Giebel

42 Der Narkoseapparat. Von P. Schreiber

43 Die Klinik des Wundstarrkrampfes im Lichte neuzeitlicher Behandlungsmethoden. Von K. Eyrich

44 Der primäre Volumenersatz mit Ringerlactat. Von A. O. Tetzlaff. Vergriffen

45 Vergiftungen: Erkennung, Verhütung und Behandlung. Herausgegeben von R. Frey, M. Halmágyi, K. Lang und P. Oettel

46 Veränderungen des Wasser- und Elektrolythaushaltes durch Osmotherapeutika. Von M. Halmágyi

47 Anaesthesie in extremen Altersklassen. Herausgegeben von K. Hutschenreuter, K. Bihler und P. Fritsche

48 Intensivtherapie bei Kreislaufversagen. Herausgegeben von S. Effert und K. Wieners

49 Intensivtherapie beim akuten Nierenversagen. Herausgegeben von E. Buchborn und O. Heidenreich

50 Intensivtherapie beim septischen Schock. Herausgegeben von F. W. Ahnefeld und M. Halmágyi

51 Prämedikationseffekte auf Bronchialwiderstand und Atmung. Von L. Stöcker

52 Die Bedeutung der adrenergen Blockade für den haemorrhagischen Schock. Von G. Zierott

53 Nomogramme zum Säure-Basen-Status des Blutes und zum Atemgastransport. Herausgegeben von G. Thews

54 Der Vena Cava-Katheter. Von C. Burri und D. Gasser

55 Intensivbehandlung und ihre Grenzen. Herausgegeben von K. Hutschenreuter und K. Wiemers

56 Anaesthesie bei Eingriffen an endokrinen Organen und bei Herzrhythmusstörungen. Herausgegeben von K. Hutschenreuter und M. Zindler

57 Das Ultrakurznarkoticum Methohexital. Herausgegeben von Ch. Lehmann

58 Stoffwechsel. Pathophysiologische Grundlagen der Intensivtherapie. Herausgegeben von K. Lang, R. Frey und M. Halmágyi

59 Anaesthesia Equipment. By P. Schreiber

60 Homoiostase. Wiederherstellung und Aufrechterhaltung. Herausgegeben von F. W. Ahnefeld und M. Halmágyi

61 Essays on Future Trends in Anaesthesia. By A. Boba

62 Respiratorischer Flüssigkeits-Wärmeverlust des Säuglings und Kleinkindes bei künstlicher Beatmung. Von W. Dick

63 Kreislaufwirkungen von nicht depolarisierenden Muskelrelaxantien. Von H. Schaer

64 Sauerstoffüberdruckbehandlung. Probleme und Anwendung. Herausgegeben von I. Podlesch

65 Der Wasser- und Elektrolythaushalt des Kranken. Von H. Baur und K. Lang

66 Überlebens- und Wiederbelebungszeit des Herzens. Von P. G. Spieckermann

67 Energiebedarf und Sauerstoffversorgung des Herzens in Narkose. Von D. Kettler

68 Anaesthesie mit Gamma-Hydroxibuttersäure. Herausgegeben von W. Bushart und P. Rittmeyer

In Vorbereitung:

69 Ketamin. Neue Ergebnisse in Forschung und Klinik. Herausgegeben von M. Gemperle, H. Kreuscher und D. Langrehr

70 Die Sekretion des Nebennierenmarks unter dem Einfluß von Narkotica und Muskelrelaxation. Von M. Göthert

71 Anaesthesie und Wiederbelebung bei Säuglingen und Kleinkindern. Herausgegeben von F. W. Ahnefeld und M. Halmágyi

72 Therapie lebensbedrohlicher Zustände bei Säuglingen und Kleinkindern. Herausgegeben von R. Frey, M. Halmágyi und K. Lang

73 Regionale Schmerztherapie. Herausgegeben von R. Frey und Mitarbeiter

74 Neuere Erfahrungen mit Propanidid (Epontol). Herausgegeben von M. Zindler, H. Yamamura und W. Wirth

75 Anesthetic Management of Endocrine Disease. By T. Oyama

76 Möglichkeiten des Helikopters im Rettungswesen. Herausgegeben von F. W. Ahnefeld, M. Allgöwer, B. Haid und G. Hossli

77 Herzrhythmus und Anaesthesie. Herausgegeben von H. Nolte und J. Wurster